UM TRATADO DE CURA
ATRAVÉS DAS ESSÊNCIAS DA NATUREZA

DEUSE MANTOVANI
JOSÉ IDAIL DA CUNHA

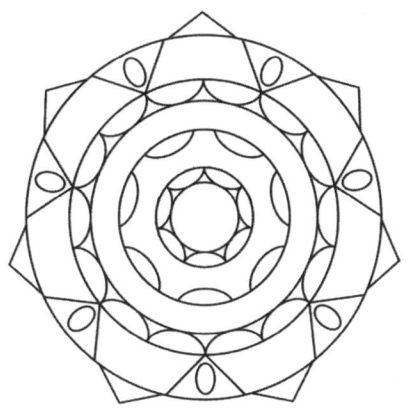

UM TRATADO

DE CURA
ATRAVÉS DAS ESSÊNCIAS
DA NATUREZA

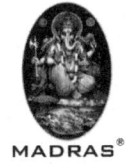

MADRAS®

© 2019, Madras Editora Ltda.

Editor:
Wagner Veneziani Costa (*in memoriam*)

Produção e Capa:
Equipe Técnica Madras

Revisão:
Jerônimo Feitosa
Maria Cristina Scomparini
Neuza Rosa

Dados Internacionais de Catalogação na Publicação
(CIP)(Câmara Brasileira do Livro, SP, Brasil)

Montavani, Deuse
 Um tratado de cura Através das Essências da Natureza/Deuse Montavani, José Idail da Cunha. – São Paulo: Madras, 2019.
 Bibliografia
 ISBN 978-85-370-1212-3

 1. Autoajuda 2. Cura pela mente 3. Medicina alternativa 4. Natureza – Poder de cura 5. Naturopatia I. Cunha, José Idail da. II. Título.

19-28614   CDD-615.85

 Índices para catálogo sistemático:
 1. Medicina alternativa   615.85
 Maria Alice Ferreira – Bibliotecária – CRB-8/7964

É proibida a reprodução total ou parcial desta obra, de qualquer forma ou por qualquer meio eletrônico, mecânico, inclusive por meio de processos xerográficos, incluindo ainda o uso da internet, sem a permissão expressa da Madras Editora, na pessoa de seu editor (Lei nº 9.610, de 19/2/1998).

Todos os direitos desta edição reservados pela

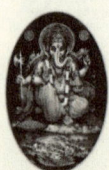

MADRAS EDITORA LTDA.
Rua Paulo Gonçalves, 88 – Santana
CEP: 02403-020 – São Paulo/SP
Caixa Postal: 12183 – CEP: 02013-970
Tel.: (11) 2281-5555 – Fax: (11) 2959-3090
www.madras.com.br

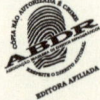

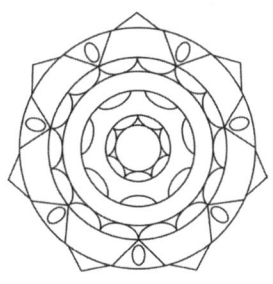

ÍNDICE

INTRODUÇÃO		...8
	A CRIAÇÃO DO SISTEMA	...8
	ALGUMAS CONSIDERAÇÕES IMPORTANTES	...11
	AS VIBRAÇÕES E AS ESSÊNCIAS DA NATUREZA	...15
	A NATUREZA COMO EXPRESSÃO DA CONSCIÊNCIA DIVINA	...19
	A AURA DO SER HUMANO	...25
	ESSÊNCIAS VIBRACIONAIS E FLORAIS	...27
	AS SETE ESSÊNCIAS VIBRACIONAIS DA NATUREZA	...32
CAPÍTULO 1	ESSÊNCIAS VIBRACIONAIS DE ÁGUA	...34
	A ÁGUA	...35
	A ÁGUA COMO TRANSMISSORA DE VIBRAÇÕES	...37
	O CICLO DA ÁGUA	...42
	A ÁGUA COMO FORMA DE EXPRESSÃO DA CONSCIÊNCIA DIVINA NA NATUREZA	...45
	ESSÊNCIAS VIBRACIONAIS DE ÁGUA	...50
	ESSÊNCIAS VIBRACIONAIS DE ÁGUA E OS FATORES DOS ORIXÁS	...55
	AS ESSÊNCIAS DE ÁGUAS, AS CORES E OS CHAKRAS	...59
	INDICAÇÃO E POSOLOGIA	...62
	BANHOS	...62
CAPÍTULO 2	ESSÊNCIAS VIBRACIONAIS DOS TERRENOS	...67
	OS TERRENOS	...68

	BOTÂNICA DO CAPIM 69
	SIMBOLOGIA DO CAPIM 72
	SUCESSÃO ECOLÓGICA 74
	TEORIA DOS TERRENOS....................................... 76
	OS TERRENOS E OS QUATRO ELEMENTOS 81
	ELABORAÇÃO DOS
	COMPOSTOS INDIVIDUAIS 86
	ESSÊNCIAS VIBRACIONAIS DOS TERRENOS 88
	ESSÊNCIAS VIBRACIONAIS DOS TERRENOS
	E SUA RELAÇÃO COM OS FATORES
	DOS ORIXÁS 92
	AS ESSÊNCIAS VIBRACIONAIS DOS
	TERRENOS, AS CORES E OS CHAKRAS 99
	INDICAÇÃO E POSOLOGIA 100
CAPÍTULO 3	ESSÊNCIAS VIBRACIONAIS
	DAS FOLHAS.. 102
	AS FOLHAS...103
	AS ESSÊNCIAS VIBRACIONAIS DE FOLHAS
	E SUAS UTILIZAÇÕES...106
	ESSÊNCIAS VIBRACIONAIS DE FOLHAS
	E OS FATORES DOS ORIXÁS 122
	RELAÇÃO DAS ESSÊNCIAS VIBRACIONAIS
	DE FOLHAS, AS CORES E OS CHAKRAS...........128
	INDICAÇÃO E POSOLOGIA 135
	COMPOSTOS DAS ESSÊNCIAS
	VIBRACIONAIS DAS FOLHAS.............................136
	OS COMPOSTOS DE ESSÊNCIAS
	DE FOLHAS 138
	OS COMPOSTOS VIBRACIONAIS DE
	FOLHAS, AS CORES E OS CHAKRAS 142
	OS COMPOSTOS DE ESSÊNCIAS DAS
	FOLHAS E OS FATORES DOS ORIXÁS 148
	INDICAÇÃO E POSOLOGIA 152
CAPÍTULO 4	ESSÊNCIAS VIBRACIONAIS
	DAS PEDRAS... 153
	AS PEDRAS...154
	ESSÊNCIAS VIBRACIONAIS DE PEDRAS 162
	AS ESSÊNCIAS VIBRACIONAIS DE PEDRAS,
	AS CORES E OS CHAKRAS 170
	ESSÊNCIAS DE PEDRAS E OS FATORES
	DOS ORIXÁS..172
	INDICAÇÃO E POSOLOGIA 175

CAPÍTULO 5	ESSÊNCIAS VIBRACIONAIS DOS ANIMAIS	191
	OS ANIMAIS	192
	ESSÊNCIAS VIBRACIONAIS DOS ANIMAIS	195
	ESSÊNCIAS DOS ANIMAIS, AS CORES E OS CHAKRAS	207
	ESSÊNCIAS DOS ANIMAIS E OS FATORES DOS ORIXÁS	209
	INDICAÇÃO E POSOLOGIA	213
CAPÍTULO 6	ESSÊNCIAS VIBRACIONAIS DAS FLORES	215
	AS FLORES	216
	APRESENTAÇÃO DAS FLORES	218
	APRESENTAÇÃO DAS ESSÊNCIAS VIBRACIONAIS DE FLORES	219
	AS ESSÊNCIAS DE FLORES, AS CORES E OS CHAKRAS	226
	AS ESSÊNCIAS DAS FLORES E OS FATORES DOS ORIXÁS	228
	INDICAÇÃO E POSOLOGIA	234
CAPÍTULO 7	ESSÊNCIAS VIBRACIONAIS DAS SETE IRRADIAÇÕES DIVINAS	235
	AS SETE IRRADIAÇÕES DIVINAS NA NATUREZA	236
	AS ESSÊNCIAS DAS SETE IRRADIAÇÕES DIVINAS	240
	AS ESSÊNCIAS DAS SETE IRRADIAÇÕES DIVINAS, AS CORES E OS CHAKRAS	244
	AS ESSÊNCIAS VIBRACIONAIS DAS SETE IRRADIAÇÕES DIVINAS E OS FATORES DOS ORIXÁS	246
	INDICAÇÃO E POSOLOGIA	248
BIBLIOGRAFIA		251

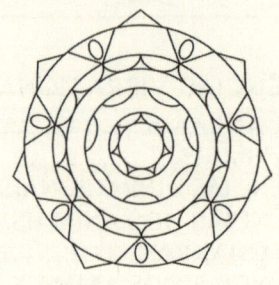

INTRODUÇÃO

A CRIAÇÃO DO SISTEMA

O ano de 1997 ficou marcado pelo nosso encontro. Estávamos em Indaiatuba, no interior de São Paulo, quando nos conhecemos. O interesse pelas terapias holísticas e pelos estudos espirituais foi estreitando nossos laços de amizade e objetivos comuns. A partir de então, passamos a frequentar um grupo de estudos sobre espiritualidade, onde recebemos, meses mais tarde, as primeiras comunicações espirituais.

Com o tempo, surgiram as ideias de executar um trabalho sólido com as informações que nos eram passadas pela espiritualidade. O trabalho vinha de uma egrégora espiritual que trabalhava com técnicas de cura em planos superiores e nos eram transmitidas informações de como fazer estes atendimentos aqui no plano terreno com as cores, os cristais, as ervas, as flores, enfim, com os recursos disponíveis na Natureza do nosso planeta.

Após dois anos de muitos encontros, pesquisas, estudos e práticas de atendimento, conseguimos elaborar um Sistema que proporcionava o crescimento espiritual-consciencial do indivíduo, para que ele pudesse vibrar em sintonia com sua essência divina por meio de sua reintegração com a Natureza. Nasceu assim o Sistema Deuseluz, que tem como propósito trazer os elementos da Natureza em suas infinitas frequências vibratórias para harmonizar, equilibrar, energizar e resgatar a saúde integral do Ser Humano.

Este Sistema foi desenvolvido a partir dos princípios da Alquimia, do Holismo, da Naturologia, da Fitoterapia, da Cromoterapia, da Magia, da Psicossomática, entre outros, que nos deram o conhecimento para desenvolvermos a conduta terapêutica a ser trilhada, procurando seguir o caminho de como se processa a perda do equilíbrio interno no Ser Humano e o que a Natureza nos oferece para resgatá-lo.

Segundo a Alquimia, tudo o que se manifesta na matéria se traduz em três substâncias e quatro elementos, que se relacionam entre si formando a Árvore da Vida.[1] Esta árvore possui movimentos que traduzem o Ser Humano e a Natureza. Com base nestes mesmos movimentos, com sua sabedoria e seus mistérios, criamos o movimento do Sistema que atuará sobre o indivíduo pelas essências dos elementos e das substâncias extraídas da Natureza de forma magística.

O Sistema é completo em sua totalidade, e também em cada uma de suas etapas, pois permite que o indivíduo desenvolva o processo em si mesmo, além de poder utilizá-lo terapeuticamente em outras pessoas. Trata-se de uma ferramenta que auxilia no processo de evolução consciencial.

Compreende 14 estágios de aprendizado, sendo que sete deles permitirão ao indivíduo entrar em contato direto com os diferentes elementos da Natureza por meio de essências vibracionais, e os outros sete realizarão uma transmutação interna pelas etapas terapêuticas.

As sete vibrações da Natureza consistem em:

1. Essências Vibracionais de Água

2. Essências Vibracionais dos Terrenos

3. Essências Vibracionais de Folhas e seus compostos

---

1. BÉJOTTES (1974). *A Árvore da Vida como arquétipo divino de toda a criação*. AGRIPPA (2016: 2015). Henrique Cornélio Agrippa de Nettesheim – grande alquimista alemão que escreveu o tratado: "Três Livros de Filosofia Oculta" no século XIV. Postula que em nosso Universo o "real original", a prima matéria inexiste sem a presença dos elementos e a contrariedade, o eixo onde poderes opostos procuram se equilibrar.

4. Essências Vibracionais de Pedras

5. Essências Vibracionais de Animais

6. Essências Vibracionais de Flores

7. Essências Vibracionais das Sete Irradiações Divinas na Natureza

As sete etapas terapêuticas são:

1. Desvendar as sombras

2. Separar o puro do impuro

3. Equilibrar o organismo

4. Descobrir o caminho

5. Sutilizar as águas

6. Buscar o equilíbrio

7. Tornar perfeita a coisa imperfeita

Este livro tem como objetivo apresentar as essências vibratórias dos sete elementos da Natureza utilizados no Sistema Deuseluz. Convidamos você a mergulhar conosco neste universo de conhecimentos e, por meio dele, se reconectar com as forças que regem a Natureza.

Deuse e José Idail

ALGUMAS CONSIDERAÇÕES IMPORTANTES

A realidade quântica considera que passado, presente e futuro coexistem em harmonia. Essa ideia nos ajuda a entender como teorias e conhecimentos seculares continuam, como é o caso da Alquimia, da Magia, da Astrologia e outras ciências antigas, tão vivos e presentes nos dias de hoje.

O advento da Mecânica Quântica, teoria que sustenta a ideia da realidade mencionada anteriormente, da neurociência, da psicologia analítica não só abriu horizontes para uma grande mudança de paradigmas, como projetou o Ser Humano para o caminho da liberdade do seu próprio Ser como expressão de sua individualidade espiritual. Tais conhecimentos desvendam cientificamente e esclarecem uma ideia que durante muito tempo permaneceu oculta: que os movimentos da Natureza transmutam estados da consciência e da matéria.

Assim, as ciências dos séculos passados puderam ser desvendadas por meio das teorias quânticas, onde o mundo das possibilidades permite ao Homem se desprender do cartesiano[2] e mergulhar no desconhecido como uma verdade possível, desmistificando fenômenos e reforçando o Divino na Natureza.

O despertar da Consciência nos leva a um passeio neste passado-presente, para deixarmos não oculta esta ciência natural, que é para onde os curadores atuais caminham em busca da harmonia e do equilíbrio do homem integral.

Cada vez mais, o Ser Humano, no intuito de adquirir o conhecimento de quem ele é, o que ele veio fazer neste mundo material (uma vez que somos pura energia) e qual o propósito de alma que está impulsionando seu realizar na matéria, vem se aproximando

---

2. Referência a Descartes (1596-1650). Precursor do racionalismo científico e filosófico.

da verdadeira ciência que responde a tudo isso: a revelação da Natureza por meio do despertar da consciência em nós.

A partir das premissas enumeradas nos parágrafos anteriores, utilizamos como referencial teórico deste trabalho os movimentos da Natureza estudados pelos antigos curadores, para conseguirmos reproduzir em nós a homeostase que a Natureza realiza em toda a sua plenitude.

Segundo a Tábua das Esmeraldas, escrita por Hermes Trismegisto, material que serviu de base para o estudo de vários alquimistas posteriores, encontramos:

> *É verdade sem mentira, certo e muito verdadeiro, o que está no alto é como o que está embaixo e o que está embaixo é como o que está no alto, por estas coisas fazem-se os milagres de uma só coisa. AGRIPPA (2016: 904) E ainda baseados nela, diz a Sabedoria Hermética: "Conhece-te a ti mesmo e conhecerás o Universo e os Deuses". Na atualidade, segundo a física quântica, não podemos nunca falar acerca da natureza sem ao mesmo tempo falar de nós mesmos. Esta recente área da ciência vem desenvolvendo estudos para embasar, dentro de novos paradigmas científicos, os mistérios contidos nos movimentos da Natureza.*[3]

John Bell,[4] em 1965, investigou as correlações que podem existir entre os resultados das medidas realizadas simultaneamente sobre duas partículas separadas. Seu teorema abriu caminho para outros testes e investigações acerca dos fundamentos da mecânica quântica. Surge, desta maneira, o princípio da "Não localidade".

---

3. BÉJOTTES (1974).
4. John Bell citado em GOSWAMI (2007).

Também, segundo o Princípio da Inseparabilidade, concluiu-se que tudo está ligado a tudo. Tudo está em transformação, tudo está em mudança. Teilhard de Chardin[5] postulou a Lei da Complexidade que nos coloca que todo o Universo estaria vivo e, pelo princípio da inseparabilidade, formaria um todo não passível de divisão. A consciência seria uma consequência imediata da complexidade das relações que um princípio inteligente, em seu processo evolutivo, estabeleceria com as outras entidades e objetos que a cercam.

Apoiados nestes princípios pudemos fazer uma analogia entre os movimentos da Natureza, que se traduzem nos movimentos solares, lunares, dos ecossistemas, dos desequilíbrios, dos miasmas e o movimento do Ser Humano, com o processo da tomada de consciência e da cura, relacionando, assim, os movimentos do Macro e do Microcosmo.

Na Natureza encontramos quatro elementos e três substâncias a partir dos quais é feito tudo o que existe sobre a face da Terra. Segundo Henrique Cornélio AGRIPPA,[6] existem quatro elementos nas bases originais de todas as coisas corpóreas: fogo, terra, água e ar. Platão acrescentava que cada um dos elementos possuía ainda duas qualidades especiais ou virtudes: o fogo é quente e seco; a terra, seca e fria; a água, fria e úmida; e o ar, úmido e quente. Além disso, cada um dos elementos, segundo ele, possuía uma tripla natureza: uma sulfúrica, uma salina e uma mercurial:

> *E essa é a raiz e a fundação de todos os corpos, naturezas, virtudes e obras maravilhosas; e aquele que souber essas qualidades dos elementos e suas misturas terá facilidade para fazer coisas maravilhosas e surpreendentes, perfeitas na Magia.* (AGRIPPA: 2016)

---

5. Teilhard de Chardin – francês, padre jesuíta que foi também teólogo, filósofo e que em sua visão integra ciência e teologia. Citado em GOSWAMI (2007).
6. AGRIPPA (2016).

A dinâmica do Sistema vai fluir no sentido contrário ao movimento da formação do sintoma, trabalhando também os movimentos solares e lunares, com o intuito de trazer as informações do inconsciente para o consciente, despertando no Ser o que ainda está oculto e fazendo um contraponto às suas sombras em um movimento contrário a elas.

Para isso, foram criadas e extraídas da Natureza segundo preceitos da Magia, essências de sete elementos representantes da manifestação da consciência divina aqui na Terra: os sete elementos da Natureza apresentados neste Sistema.

AS VIBRAÇÕES E AS ESSÊNCIAS DA NATUREZA

Desde as descobertas sobre a dualidade onda-partícula,[7] sabemos que tudo o que existe no mundo tem uma vibração intrínseca: as moléculas, os átomos, as partículas subatômicas que compõem os átomos. Todo o Universo está vibrando em uma frequência particular e única. Toda matéria é frequência, assim como partículas. Isso significa que, em vez de considerarmos algo que podemos ver e tocar como matéria sólida, estática, devemos também considerar que tudo está vibrando, e vibrando em uma frequência única e individual.

O fenômeno onda-partícula, a partir daquele momento, é estudado e descrito pelo meio científico, dando origem a muitas teorias que se seguiram, abrindo novos campos de pesquisa sobre as manifestações energéticas.

Considera-se, então, que cada individualidade possui uma vibração específica, que é a expressão da própria consciência dando vida à matéria. A consciência é uma espécie de energia que está integralmente relacionada à expressão celular do corpo físico. Assim, a consciência participa da contínua criação da saúde ou da doença de uma pessoa. Infelizmente a consciência ainda é uma energia que não é levada em conta no processo curativo pela maioria das pessoas (o que dificulta, e muito, a cura dos desequilíbrios).

A nossa mente e o nosso corpo são afetados pelo tipo de vibração intrínseca com a qual entramos em ressonância. Vibramos aquilo que somos, pensamos e sentimos, e entramos em ressonância com a vibração de outras pessoas, ambientes e seres da Natureza que estão no mesmo padrão vibratório. É uma questão de vibração e ressonância. Esse princípio é de fato demonstrado no modo como a água forma cristais de acordo com as influências às quais é exposta.

---

7. Einstein, Prêmio Nobel em 1922 – utilizando a fórmula de Planck como base, efetuou um cálculo estatístico e chegou à conclusão de que ambos os conceitos ondas-partículas no banho térmico de luz em cavidade funcionam. Citado em GOSWAMI (2007).

Segundo Massaro Emoto,[8] quando duas vibrações se encontram, ocorre a ressonância e isso só é possível quando existe um transmissor de informação vibratória e um receptor dessa informação.

O fenômeno da ressonância afeta a todos onde quer que estejamos. Estamos em contato com os diferentes campos vibratórios de todas as pessoas com as quais interagimos diariamente, muitas das quais nem sequer conhecemos, e também com aquelas com as quais convivemos intimamente. Muitas vezes este contato se dá por meio dos pensamentos, dos sentimentos, que também fazem parte desse campo vibratório. Essa ressonância promove o intercâmbio dessa energia, que pode nos afetar positiva ou negativamente, dependendo do tipo de alteração que se dá em seu padrão vibratório. Pelo fato de se assemelhar à comunicação, quando compreendida, a ressonância pode nos ajudar a melhorar muitos aspectos de nossa vida, pois é um exercício diário de manutenção de nosso equilíbrio vibracional.

O fenômeno da ressonância também aparece quando se diz que a homeopatia sugere que os seres humanos se assemelham aos elétrons de um átomo. Explica-se que os elétrons ocupam regiões do espaço conhecidas como orbitais e que cada orbital apresenta características de energia e de frequência, dependendo do tipo do átomo e de seu peso molecular. Para que o elétron passe para o próximo orbital superior é preciso transmitir-lhe energia de uma frequência específica. Por meio do processo de ressonância a energia de frequência adequada irá excitar o elétron e fazer com que ele passe para um nível energético mais elevado na sua órbita em torno do núcleo. Essa injeção de energia etérica faz com que o sistema passe do modo vibracional da doença para a órbita da saúde.

Massaro Emoto também descreve a influência da energia nas partículas subatômicas, que, pela ressonância energética, é capaz de alterar o estado vibratório do organismo como um todo, tanto para o equilíbrio como para o desequilíbrio.

---

8. Massaro Emoto (1943-2014), fotógrafo e autor japonês, foi pesquisador da água em todo o planeta. Suas experiências envolviam submeter a água a padrões de pensamentos humanos, cristalizando-os em cristais de água, que fotografou e estudou.

Emoto desenvolveu estudos sobre o que ele denominou *hado*, designando toda a energia sutil que existe no Universo. Segundo ele, tudo o que existe tem uma vibração ou hado. Ela pode ser positiva ou negativa e se transmite facilmente para o que está ao seu redor. É o *hado* que determina a resposta da água à informação. Ele faz esta afirmação partindo do princípio de que tudo o que existe no Universo vibra em uma determinada frequência. Sobre este assunto, Emoto nos diz que:

> *As partículas subatômicas tem seu próprio hado. Quando as vibrações dessas partículas estão normais, é pouco provável que a pessoa fique doente. No entanto, se acontecer algo que provoque um distúrbio vibracional no nível subatômico, isso resultará em algum tipo de anomalia. Com o passar do tempo, o número de partículas subatômicas com vibrações anormais pode aumentar, resultando em um distúrbio nas vibrações do nível atômico. Se o número de átomos com vibrações desarmônicas aumentar, esse distúrbio afetará as vibrações intrínsecas das moléculas. Um ou dois anos depois, as vibrações das células podem começar a ser afetadas. Nessa altura a pessoa já pode sentir alguns sintomas.* EMOTO (2007: 39, 40)

Todos os sintomas das doenças vibram em uma frequência que lhes é própria. Conhecendo essa frequência da doença é possível sobrepor ao comprimento de onda do sintoma o comprimento de onda exatamente oposto. Assim, a frequência da doença se dissipa e os sintomas são amenizados.

Emoto fala que a medicina *hado* não trata apenas a parte específica do corpo que apresenta sintomas, ela também ajuda a amenizar a causa real por trás da doença, que geralmente consiste em emoções negativas. Por exemplo, se a pessoa sofre do fígado, é bem provável que tenha raiva. O comprimento de onda gerado pela raiva é o mesmo gerado pelas moléculas das células que compõem o fígado, por isso os comprimentos de onda da raiva e do fígado estão em sintonia. Do mesmo modo, o sentimento de tristeza está em sintonia com o sangue e, portanto, as pessoas tristes são mais suscetíveis à leucemia, hemorragias, taxas sanguíneas em desequilíbrio, etc.

Pesquisas mostram, também, que as diferentes emoções apresentam diferentes frequências vibracionais e que essas frequências afetam positiva ou negativamente o equilíbrio de nosso organismo. De acordo com o autor, temos:

> *As emoções podem afetar diferentes órgãos do corpo porque cada emoção tem um determinado comprimento de onda. No dia a dia, as emoções fazem vibrar os átomos e moléculas do nosso corpo.* EMOTO (2006)

Há aproximadamente setenta anos, Burr,[9] um renomado professor de anatomia da Yale University, fazia pesquisas sobre a interferência das vibrações das emoções no corpo humano. Segundo ele, uma força invisível, a qual denominou campo vital, permite que isso aconteça. Burr acreditava que, pelo fato de esse campo vital ser um campo eletromagnético por natureza, ele poderia ser mensurado. Assim, chegou a desenvolver aparelhos de medição usando um indicador de voltagem e um eletrodo. Descobriu que suas medições variavam de acordo com que o sujeito estava sentindo. Ele conseguia voltagens mais altas em sujeitos que estavam felizes e mais baixas em sujeitos deprimidos.

Da mesma forma que as emoções, nossos pensamentos também são emissores de vibrações. Pensamentos positivos geram vibrações positivas, com voltagens mais altas, e pensamentos negativos vão gerar vibrações negativas, portanto mais baixas.

---

9. H. Saxton Burr, professor e pesquisador de neurobiologia e dinâmica bioelétrica em Yale. Desenvolveu em seu livro *Blueprint for Immortality*, no qual discorre sobre suas pesquisas a respeito dos campos eletromagnéticos dos seres vivos.

Os seres humanos são os únicos animais capazes de usar palavras e isso nos permite sintonizar o nosso comprimento de onda com qualquer coisa que exista no Universo. Esta sintonização é instantânea. As palavras e os nossos pensamentos podem atingir qualquer lugar e qualquer ser vivo no mesmo instante em que surgem. A causa desse fenômeno está na vibração dos pensamentos (EMOTO, 2006).

A Natureza como um todo, assim como o Ser Humano, também emana diversos tipos de vibrações que variam dependendo da frequência de cada elemento. São estas vibrações emanadas pela Natureza que estão presentes nas essências que fazem parte de nosso sistema de cura. Neste livro, procuramos então trazer as vibrações dos diferentes elementos da Natureza, para que, em contato com elas pelas essências, as pessoas possam se reconectar com a Natureza, harmonizando e equilibrando novamente seus corpos físico, emocional, energético e espiritual.

A NATUREZA COMO EXPRESSÃO DA CONSCIÊNCIA DIVINA

Como citado anteriormente, tudo o que se manifesta na matéria possui uma frequência própria de vibração. Cada indivíduo possui uma vibração específica, que é a expressão da própria consciência dando vida à matéria.

Emoto acreditava que não seria exagero dizer que existem tipos de consciência e formas de vida que estão além do alcance dos sentidos. E que não seria estranho acreditar em uma consciência de frequência superior, destituída de um corpo físico como o nosso, em um universo paralelo, com vibrações em frequências superiores. Ele expressou, de outra forma, o que a física quântica hoje vem tentando comprovar: que o Universo é a manifestação material de uma escolha consciencial. Em um de seus estudos, o pesquisador e físico quântico Amit Goswami conclui:

> *Sugiro que o Universo existe como "potentia"*
> *informe em uma miríade de ramos possíveis,*

> *no domínio transcendente, e que se torna manifesto apenas quando observado por seres conscientes. Na consciência não local, todos os fenômenos, mesmo os denominados objetos empíricos clássicos, são objetos da consciência.* GOSWAMI (2007: 171)

Se a realidade está formada por ideias manifestadas pela consciência, e esta consciência encontra-se em outro plano, mais elevado que aquele em que nós nos encontramos, podemos dizer que somos parte da manifestação de uma consciência superior que denominamos divina.

Goswami também acredita que nossa percepção mundana comum não é capaz de detectar as escolhas de uma consciência superior manifestando a realidade. Em um de seus livros mais recentes, ele descreve o conceito de consciência como o que é utilizado pela física quântica:

> *A ideia revolucionária é que a consciência não é nem um produto material do cérebro nem um objeto duplo; na verdade, é a base de toda a existência, na qual os objetos materiais existem como possibilidades. No evento da mensuração quântica, a consciência (na forma do observador) escolhe, dentre todas as possibilidades oferecidas, a realidade que ela vive de fato, tornando-se, nesse processo, a percepção da cisão sujeito-objeto. Noutras palavras, a escolha consciente é responsável por manifestar tanto a proverbial árvore caindo na floresta como o "eu" que ouve o som da queda. Sem observador, não há som, não há sequer a árvore.* GOSWAMI (2010: 54)

Partindo do princípio de que tudo o que existe foi criado e é sustentado, ou seja, observado por uma consciência superior à nossa, é possível relacionar aquilo que se manifesta em nossa existência com esta consciência superior a nós, que culturalmente classificamos como Deus, deuses ou divindades:

> *Se há um Universo, há uma divindade de Deus que é associada a ele, porque essa divindade é em si o poder de Deus que gera em Si as condições ideais para que uma imanência divina dê sustentação à formação desse universo.* SARACENI (2005: 57)

Rubens Saraceni[10] coloca que as divindades energéticas são manifestadoras de poderes imanentes que fluem através dos elementos da Natureza. Então, encontramos divindades associadas ao fogo, à água, à terra, ao ar, aos vegetais, aos cristais, aos minerais, etc. (SARACENI: 2005: 56, 57).

Segundo ele, as divindades formadoras da Natureza não atuam a partir de si mesmas em nosso benefício porque a função delas é a de dar sustentação às formas de vida elementais (de elementos) existentes nas outras realidades de Deus, separadas da nossa realidade espiritual por mecanismos divinos precisos e isoladores das muitas realidades que n'Ele coexistem em perfeita harmonia. São classificadas como elementais porque estão relacionadas ao elemento e à substância que predomina em sua formação.

Rudolf Steiner[11] também citava em seus livros e palestras a existência de forças espirituais atuantes na Natureza:

> *Fala-se muito, hoje em dia, de forças naturais; porém, das entidades situadas atrás dessas forças naturais fala-se muito pouco. Por toda parte onde reinos naturais diferentes se tocam, oferece-se oportunidade para que determinadas entidades espirituais se manifestem. São entidades singulares que, por*

---
10. Escritor, sacerdote de Umbanda, mestre e fundador do Colégio Tradição de Magia Divina.
11. Criador da Medicina e Pedagogia Antroposóficas.

> *exemplo, em certo sentido, não são de modo algum dessemelhantes do homem. Elas não têm, com efeito, um corpo físico, mas têm inteligência.* STEINER (2002: 9)

O Ser Humano, desde os primórdios das primeiras civilizações, atribui a diferentes divindades ou deuses as manifestações da Natureza. A sintonia pela qual operam estas divindades é a lei da criação, que regula tudo e todos. Segundo Alexandre Cumino,[12] podemos nos reportar diretamente ao Criador, mas, quando nos dirigimos a uma divindade, irradiadora da qualidade que necessitamos naquele momento, colocamo-nos de frente para aquele atributo, absorvendo-o de forma direta.

Segundo ele, cada manifestação da Natureza expressa uma qualidade de irradiação emanada pelo Criador, que por sua vez é atribuída a diferentes divindades de acordo com a cultura, o país, o povo e a forma como se manifestam.

Exemplifica-se este argumento quando se pensa na irradiação do amor, uma qualidade divina, que, na cultura egípcia é representada pela deusa Ísis, na cultura hindu é representada pela deusa Ganga, na cultura grega é representada por Afrodite, e assim sucessivamente.

Assim como elas, outras entidades estarão associadas a todos os elementos pertencentes à Natureza, uma vez que ela, em toda a sua plenitude, é a expressão material das irradiações divinas.

Neste trabalho, seja no preparo das essências, seja na manipulação dos elementos, por exemplo, sempre será citada a presença dos espíritos da Natureza, dos elementais, dos orixás, que, com suas vibrações e fatores, regidos pelas Sete Irradiações Divinas, serão transformadas em essências vibracionais para servirem ao Ser Humano, equilibrando e curando suas necessidades.

---

12. Estudioso de ciências da religião e sacerdote de Umbanda.

Segundo Paracelso,[13] existem várias formas de se curar, sendo que uma delas é pela manifestação da energia das entidades espirituais. Sem entrarmos em polêmicas físicas ou religiosas, estamos apenas destacando a legitimação cultural da existência de diferentes tipos de energias relacionadas com as diferentes formas de expressão da consciência divina na Natureza, uma vez que são cultuadas como entidades distintas em todas as culturas e nos diferentes períodos da história das civilizações.

É bom ressaltar que estaremos neste livro trabalhando com a representação e exemplificação das divindades através das entidades espirituais estudadas na Umbanda, por considerarmos ser uma religião tipicamente brasileira, e que acreditamos desta forma estarem representando as essências deste sistema na vibração específica do local onde foram colhidas.

Nada impede que outros estudos sejam feitos, salientando entidades e divindades de outras religiões, ou de outros países, uma vez que a vibração na Natureza é a mesma, e que somente o referencial para sua classificação seria diferente.

Teremos, assim, as vibrações da Natureza correlacionadas com os Orixás (representantes das respectivas vibrações divinas) e suas associações a outras divindades, como descrito por Alexandre Cumino (CUMINO: 2008):

1. **Ogum:** está associado às divindades: Ares, Indra, Vayu, Vishnu, Ganesh ou Ganapati, Kalki, Skanda, Odin, Panigara, Lugh, Zababa, Liu Pei, Kwan Kun, Maristin, Comentário, e outras.

2. **Oxum:** está associada às divindades: Afrodite, Vênus, Hebe, Concórdia, Carmenta, Juturna, Pax, Lakshmi, Ganga, Ísis, Kwan Yin, Chang Um, entre outras.

---

13. Paracelso, alquimista suíço-alemão cujo nome era Philippus Aureolus Theophrastus Bombastus von Hohenheim, a quem se atribui a criação do conceito de natureza como sistema, partindo da visão cosmológica e teosófica.

3. **Logunan:** é associada às divindades: Andrômeda, Éos, Moiras, Horas, Nornas, Rodjenice, Tara, Nut, Shait, Aya, Tamar, Mora, Menat, Tanith, etc.

4. **Iansã:** é associada à Themis, Atena, Astréia, Nike, Bellona, Justitia, Maat, Anat, Durga, Idrani, Valquírias, Maeve, Perkune Tete, Mah, Andrasta, Rauni, entre outras.

5. **Oxóssi:** associado às divindades Asclépio, Dionísio, Quíron, Fauno, Líber, Picumno, Thoth, Green Man, Humbaba, Nabu, Ullr, Oghama, Comentário.

6. **Iemanjá:** essa Orixá está relacionada a Tétis, Hera, Nereidas, Parvati, Aditi, Danu, Mut, Namur, Belet Ili, Mariamma, Marah, Annawan, Bachue, entre outras.

7. **Oxalá:** associado a Apolo, Brahma, Suria, Hélios, Varuna, Rá, Khnum, Baldur, Brán, Anu, Nusku, Utu, Shemesh, Dagda, Inti, Kinich, Ahau, etc.

8. **Nanã:** está associada a Perséfone, Maia, Hécate, Shitala, Hell, Cerridwen, Bafana, Baba Yaga, Madder-akka, Cailleach, Ereshkigal, etc.

9. **Oroiná:** está associada a Héstia, Kali, Enyo, Sekmet, Brighid, Shapash, Lamashtu, Ponike, Pele, entre outras.

10. **Obaluaê**: este Orixá está associado a Osíris, Caronte, Rudra, Taliesin, Enki, Dumuzzi, Ninazu, Mimir, Shou Lao, Gtsitemo, etc.

11. **Obá:** é associada a Deméter, Sarasvati, Artêmis, Chloris, Bona Dea, Fauna, Ops, Cibele, Minerva, Ki, Tari Pennu, Nisaba, Uttu, Zamiaz, Armait, Nummu, Erce, Kait, Ma Emma, Zeme, Zaramama, Mati Syra, entre outras.

12. **Xangô:** é associado a Zeus, Hórus, Agni, Shiva, Thor, Dagda, Adad, Guerra, Ishum, Marduk, Ellil, Betoro Bromo, Topan, Iahu, Taranis, etc.

13. **Oxumaré:** Orixá associado a Eros, Kâma, Heindal, Angus Óg, Tamus.

14. **Omolu:** associado a Hades, Yama, Anúbis, Arawn, Iwaldi, Ah Puch, Tung-Yueh Ta-ti, Mictlantecuhtli, etc.

A AURA DO SER HUMANO

O Ser Humano, em sua totalidade, é o reflexo de uma consciência manifestado na matéria. Ele emite, através de seu campo magnético, a expressão de seu verdadeiro ser como entidade espiritual. Por isso, estudos científicos vêm sendo feitos para mapear e entender este campo de energia, pois considera-se que ele seja a chave de muitas revelações sobre a saúde do indivíduo.

Segundo Barbara Brennan,[14] existe um campo luminoso que cerca o corpo físico e o penetra, emitindo uma radiação característica própria, que é denominada aura.

É uma emanação sutil e magnética, produzida por forças etéreas, que se divide em sete camadas distintas, chamadas também de corpos, de acordo com a sua vibração, que se interpenetram e cercam umas às outras em camadas sucessivas. Segundo ela, estes corpos podem ser resumidamente descritos da seguinte maneira:

1. **Corpo etérico:** também denominado corpo ectoplasmático ou duplo etérico. Esta primeira camada está ligada ao funcionamento autônomo do corpo, à sensação física e à vitalidade. Trabalha todas as questões relacionadas com a nossa sobrevivência, como assuntos profissionais, financeiros, etc. Está ligado ao primeiro chakra.

2. **Corpo emocional:** é a camada que está relacionada aos sentimentos e emoções e está ligada ao segundo chakra. Neste corpo ficam armazenadas as memórias das vivências emocionais do indivíduo.

---

14. Mestra em Física Atmosférica e pesquisadora do campo da energia humana pela NASA (1994).

3. **Corpo Mental:** esta camada está relacionada ao armazenamento de nossos processos mentais e das elaborações de nossa mente concreta. Está ligado ao terceiro chakra.

4. **Corpo Astral:** é a camada ligada aos nossos desejos e metaboliza a energia do amor e percepções extrassensoriais. Relaciona-se com o quarto chakra.

5. **Corpo Etérico Padrão:** esta camada possui um campo de energia estruturado sobre o qual cresce o corpo físico. Está ligado ao quinto chakra.

6. **Corpo Celestial:** é a camada da aura que expressa as emoções do plano superior, o êxtase espiritual. Está ligado ao sexto chakra.

7. **Corpo Causal:** é a camada que expressa o mental do plano espiritual. Nossa identificação com o Criador. Está relacionado ao sétimo chakra.

Cada um destes corpos energéticos, como já dissemos, está associado a um chakra correspondente, de acordo com seu padrão vibratório. Os chakras são pequenos vórtices por onde a energia circula. São responsáveis pelo fluxo energético no corpo. Têm como função principal absorver o Prana (energia proveniente do Sol), metabolizá-lo, alimentar nossa aura e emitir energia ao exterior. Como estão relacionados a padrões psíquicos específicos, auxiliam também no desenvolvimento de diferentes aspectos da tomada de consciência. São eles:

1. **Primeiro Chakra ou Chakra Básico:** situa-se na base da coluna vertebral, próximo ao períneo. Representa a ligação do Ser Humano com o planeta Terra, com a materialidade e com tudo ligado à nossa sobrevivência e à nossa vitalidade. Sua energia vibra na cor vermelha e na frequência da nota Dó.

2. **Segundo Chakra ou Chakra Esplênico:** situa-se quatro dedos abaixo do umbigo. É o chakra dos prazeres, das alegrias, do se permitir, da criatividade, cuja atividade nos permite amar a vida

em sua plenitude. Trabalha a sexualidade. Sua vibração é laranja e sua frequência é da nota Ré.

3. **Terceiro Chakra ou Chakra Gástrico:** localiza-se na região do diafragma, um pouco acima do estômago. Representa a personalidade e o Ego. É o chakra que nos permite a interação com as outras pessoas e promove a autoaceitação. Sua cor é o amarelo, sua nota musical é o Mi.

4. **Quarto Chakra ou Chakra Cardíaco:** localiza-se na porção superior do peito, na altura do coração. Representa o amor incondicional e trabalha as energias do corpo emocional. É uma ponte de transferência de energia dos chakras superiores e inferiores. Sua cor é o verde e sua nota musical é o Fá.

5. **Quinto Chakra ou Chakra Laríngeo:** localiza-se na região da garganta. É o chakra da comunicação e da expressão do ser. Nossa mente concreta. Sua cor é o azul e sua nota musical é o Sol.

6. **Sexto Chakra ou Chakra Frontal:** localiza-se no meio da testa, entre as sobrancelhas, logo acima do nível dos olhos. É o chakra dos sentidos, responsável pela parte superior da cabeça. Trabalha a intuição, a vidência e a audiência no nível sutil, e a percepção, o conhecimento e a liderança em um nível mais físico. Sua cor é o azul índigo, sua nota musical o Lá.

7. **Sétimo Chakra ou Chakra Coronário:** localiza-se no topo da cabeça. Traz a luz do conhecimento e da consciência. É a nossa conexão com as Energias Superiores. Sua cor é o violeta, sua nota musical é o Si.

ESSÊNCIAS VIBRACIONAIS E FLORAIS

O desenvolvimento das essências florais como modalidade de cura é creditado ao Dr. Edward Bach, médico inglês que viveu no século XX. Ele era bacteriologista e patologista, recebeu diploma de

Saúde Pública em Cambridge em 1914 e estudava doenças relacionadas a infecções causadas por certos tipos de bactérias. Interessava-se mais pelos próprios pacientes do que por suas doenças.

Tentando descobrir tratamentos que fossem menos tóxicos do que as terapias disponíveis em sua época, passou a oferecer aos pacientes tinturas líquidas preparadas a partir de flores. Bach, que além de médico possuía uma sensibilidade intuitiva muito grande, tinha a firme convicção de que a mente e as emoções desempenhavam um papel substancial na maioria das doenças. Acreditava que os remédios obtidos junto à Natureza poderiam ser a resposta para a sua busca por uma terapia menos tóxica, baseada na restauração do equilíbrio emocional do paciente.

A descoberta aconteceu em maio de 1930: Bach, caminhando de manhã pelo campo, observou que muitas flores tinham gotas de orvalho sobre suas pétalas e que o Sol, incidindo sobre elas, extraía seus poderes curativos antes de fazê-las evaporar. Pensou então que, se coletasse o orvalho dessas flores depois de o Sol nascer, mas antes de evaporarem, teria um líquido que seria um medicamento. Por sua percepção e sensibilidade, e, experimentando em si mesmo, foi descobrindo o que essas substâncias tinham de efeito curativo. Como o sistema de colheita era muito dificultoso e demorado, colocou as pétalas dentro de tigelas de vidro com água pura da nascente o suficiente para cobrir a superfície por algumas horas sob o Sol. Depois padronizou aproximadamente o tempo suficiente para que elas começassem a murchar. O método era perfeito para ele: não destruía as plantas para fazer o medicamento, usava-se o AR aberto, e não um laboratório, a LUZ DO SOL, a ÁGUA e a TERRA que nutria a planta. Ou seja, continha os quatro elementos da Natureza.

Bach foi o primeiro a descrever e publicar casos clínicos tratados somente com medicamentos florais. Ele defendia que os medicamentos florais eram inócuos, mas muitas pessoas que os utilizavam tinham algumas reações chamadas adversas. Com o floral, a pessoa entrava em contato com aspectos que estavam no nível inconsciente e obviamente este contato muitas vezes poderia ser doloroso, gerando alguma reação.

Ele acreditava que a causa verdadeira das doenças não estava no corpo físico, mas no conflito existente entre a Alma e a Mente. Segundo Bach, a razão principal do fracasso da medicina moderna está no fato de ela se ocupar dos efeitos e não das causas. Por muitos séculos, a real natureza da doença foi encoberta pela capa do materialismo e, assim, têm sido dadas à própria doença todas as oportunidades de propagar sua destruição, uma vez que não foi combatida em suas origens (BACH, 1995).

Com base em sua descoberta, Bach passou a pesquisar quais flores tinham a capacidade de reequilibrar aqueles padrões emocionais que, acreditava ele, estavam por trás de cada doença.

Por meio de suas pesquisas, Bach acabou chegando à conclusão de que as essências florais atuavam no nível dos corpos espirituais. Ele acreditava que a nossa anatomia humana sutil era de natureza magnética, porém diferente do magnetismo que atrai limalhas de ferro. Ele sentia que as nossas expressões emocionais eram reflexos dos padrões de energia sutil que carregamos em nossos corpos espirituais magnéticos, e que desta forma estes padrões vibracionais também poderiam influenciar nosso corpo físico, produzindo desequilíbrios e doenças. Bach, assim como os terapeutas modernos que utilizam as essências florais, sempre acreditou que elas possuem a capacidade de reequilibrar vibracionalmente perturbações nos corpos sutis e nos chakras, de modo a criar uma melhor saúde física e psicológica. Esta crença se baseia tanto na observação clarividente das ações das essências florais sobre a anatomia humana física e sutil, como nas observações clínicas das respostas dos pacientes à terapia com essências florais.

Inúmeras pesquisas científicas comprovam o uso dos remédios florais do Dr. Bach na cura de determinados padrões de desequilíbrio no ser humano. São utilizados por terapeutas do mundo todo e tidos como referência para todos os demais sistemas florais que surgiram a partir de então. E, do mesmo modo que acontece com a

Homeopatia, conforme avançam os estudos científicos no sentido de mensurar as energias dos corpos sutis do Ser Humano mediante o emprego de tecnologias mais desenvolvidas, avança também a busca por reafirmar a eficiência da utilização dos compostos.

Segundo a descrição de Judy Howard, diretora do Bach Center de Wallingford, sobre os florais:

> *As energias de cura que lhe são próprias simplesmente aumentam nossas vibrações e desobstruem os canais dentro de nossa mente, de modo que podemos abordar a vida de modo mais positivo. E, com a volta da força interior e da harmonia, os próprios processos de cura naturais do corpo estão prontos para começar.* HOWARD (1995: 88)

Trata-se de remédios que atuam vibracionalmente na estrutura energética do Ser Humano, possibilitando reequilibrá-lo a partir de sua origem vibratória. Como citado anteriormente, os florais de Bach são elaborados pelo método da exposição ao Sol. A flor é colhida com seus devidos cuidados, colocada na água pura e levada ao Sol. A incidência da luz solar transfere ou imprime na água o padrão de energia vital da flor.

Na realidade, esta água não contém moléculas da flor, ou algum tipo de princípio ativo. Ela contém somente o padrão de energia sutil que a flor ali imprimiu. E é por meio desta impressão vibracional das flores na água, que os remédios do Dr. Bach vêm sendo prescritos com sucesso para diversos tipos de desequilíbrios, sejam eles físicos ou emocionais.

Indo mais além, salienta-se aqui a utilização específica de um dos remédios do Dr. Bach, o floral Rock Water, que se difere dos demais por não se tratar de impressão vibracional de nenhuma flor. Apesar de ser um remédio do Dr. Bach, Rock Water não é na verdade uma essência floral, nem sequer é preparada a partir de uma planta:

> *É o único elixir que não é extraído de uma planta. O Dr. Bach utilizou água de uma fonte próxima de sua casa e dinamizou-a, deixando-a ao sol.* PICHARD (2012: 68)

É interessante ressaltar a finalidade para a qual o remédio é utilizado. Segundo as próprias descrições do Dr. Bach, não são ressaltadas as propriedades físico-químicas dessa água colhida como remédio, mas, sim, sua qualidade vibracional na Natureza:

> *Rock Water é para as pessoas que têm essa natureza: são tão rigorosas consigo mesmas que são capazes de viver segundo um severo regime ou uma série de critérios. Esperam encontrar a perfeição em tudo o que fazem. Tornam-se tão rígidas e inflexíveis que as fazem negar a elas próprias até mesmo os mais simples prazeres da vida. Isso pode levar a muita tensão, à autorreprovação e à infelicidade, e o remédio extraído de Rock Water as ajuda a serem menos duras e indulgentes consigo mesmas.* HOWARD (1995: 36)

De acordo com as descrições mais atuais sobre o remédio, encontramos o mesmo tipo de abordagem: Rock Water em seu aspecto negativo trata autoexigência exagerada, perfeccionismo, pessoa que quer ser modelo para os outros. Em seu aspecto positivo: ser responsável, mas se permitir viver e sentir os prazeres da vida, ser flexível consigo mesma e levar a vida de um modo mais leve, ser um exemplo simples, leve, sem sacrifícios para mostrar o positivo e a pureza interior.

A utilização de uma água sem a impressão de vibração de nenhuma flor, com eficiência em seus resultados, traz uma observação importante: a água estaria transmitindo suas próprias vibrações aos pacientes que a tomam. Não apenas suas propriedades físico-químicas, mas suas propriedades vibracionais.

Bach aconselha a todos os que se sentirem tentados a fabricar este elixir, usar água de uma fonte limpa filtrada pela rocha. Isto nos dá a confirmação de que o mesmo resultado do floral Rock Water do Dr. Bach pode ser reproduzido por outros florais feitos de água de fontes distintas.

O que se observa é que a energia captada da água da fonte, com a característica de tratar problemas de rigidez e perfeccionismo, está associada à forma de expressão em que a água se encontra na Natureza e não as suas propriedades físico-químicas.

A água manifestada em todas as fontes, assim como a água manifestada em todos os rios, ou em todos os lagos, e assim por diante, trariam vibrações semelhantes por estarem vibrando o mesmo tipo de expressão na natureza. No caso de Rock Water, ela estaria rompendo a rigidez da pedra para deixar fluir sua adaptabilidade no mundo, qualidade supostamente presente em todas as águas extraídas de todas as fontes, como afirma o próprio Dr. Bach.

Da mesma forma que a água coloca suas impressões, outros elementos podem colocar sua vibração energética nela, tornando-a veículo das emanações vibratórias da Natureza. Assim, as essências vibracionais do Sistema Deuseluz foram desenvolvidas para trazer estas vibrações até quem as toma, com o objetivo de fazer reverberar por ressonância com a natureza dentro da pessoa, acessando seus princípios de equilíbrio, harmonia, regeneração, homeostase, e assim por diante.

AS SETE ESSÊNCIAS VIBRACIONAIS DA NATUREZA

Conforme já dissemos, nosso trabalho tem por objetivo conectar o Ser Humano novamente com as inúmeras frequências vibratórias presentes na Natureza e, consequentemente, com a sua própria. Assim, ele poderá despertar em si os mecanismos de regeneração, homeostase, equilíbrio e fluidez, ali presentes.

Para isso foram escolhidos sete elementos representantes destas vibrações da Natureza a partir dos quais foram elaboradas as seguintes essências:

- Essências Vibracionais de Água (14);
- Essências Vibracionais dos Terrenos (21);

- Compostos de Essências Vibracionais de Folhas (28), feitos a partir das suas 77 essências;
- Essências Vibracionais de Pedras (35);
- Essências Vibracionais de Animais (42);
- Essências Vibracionais de Flores (49);
- Essências Vibracionais das Sete Irradiações Divinas na Natureza (16).

Assim, passaremos a descrevê-las, bem como as suas utilizações, nos capítulos seguintes.

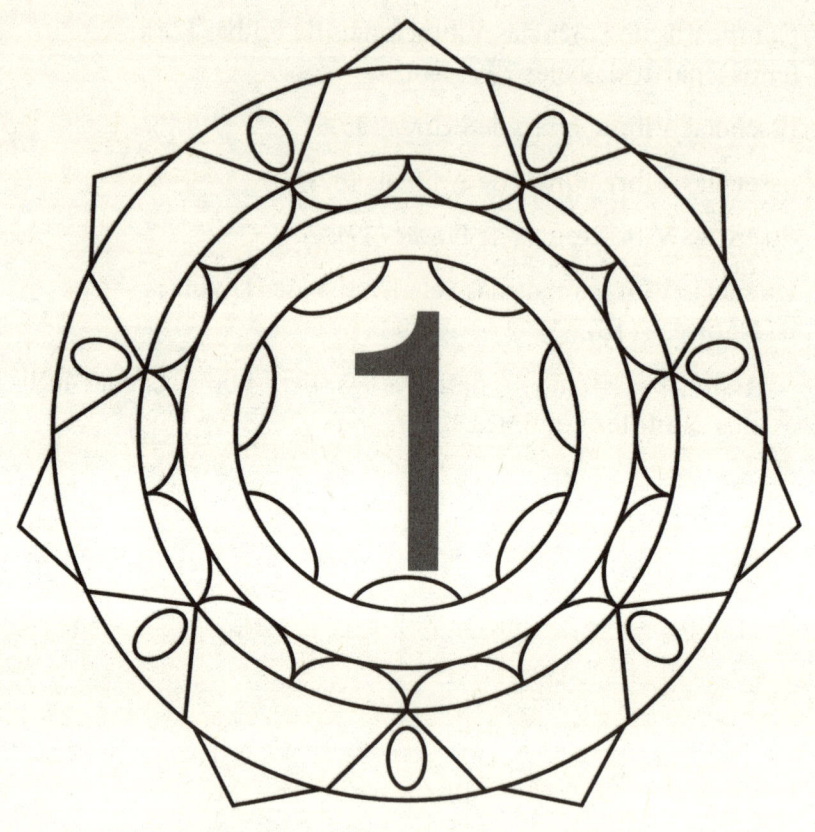

ESSÊNCIAS VIBRACIONAIS DE ÁGUA

A ÁGUA

Os cientistas estimam que em épocas primitivas do nosso planeta (mais de 500 milhões de anos atrás), milhões de toneladas de materiais entraram em nossa atmosfera vindos do espaço cósmico.

Descobertas recentes mostraram que a maior parte da água existente em nosso planeta chegou com os asteroides vindos do cosmos e foi se incorporando ao planeta durante sua formação. A cada minuto, por volta de 12 cometas, alguns pesando aproximadamente cem toneladas, caem na Terra. Esses cometas são compostos em sua maior parte de gelo. Quando o gelo atinge a atmosfera, forma nuvens e acaba por cair na Terra em forma de chuvas, aumentando o nível de água dos oceanos.

Emoto afirma que, de acordo com uma teoria proposta pela primeira vez por pesquisadores da Ohio State University, confirmada pela NASA e pela University of Hawaii, a água do nosso planeta veio do espaço.

As águas trazidas pelos corpos celestes na formação do planeta evaporaram e foram se acumulando em forma de vapor no ar. Com o esfriamento do planeta, esse vapor foi se condensando e formando imensas áreas alagadas, precursoras dos nossos oceanos.

Foi nesse ambiente que surgiram os primeiros seres vivos, dos quais descendem todas as formas de vida na Terra, ou seja, a água foi o ambiente no qual a vida começou e, por isso, é por onde iniciamos este sistema terapêutico.

Constata-se que a matéria que constitui os seres vivos revela uma abundância de moléculas de água. Para termos ideia, quando um óvulo é fertilizado por um espermatozoide, calcula-se que a água é aproximadamente 95% do ovo fertilizado, ou seja, ele é praticamente todo água, e que a quantidade de água em um corpo humano adulto maduro é de 60% a 85% do peso do corpo, porcentagem esta semelhante à constituição do nosso planeta.

Sabendo-se que o líquido que preenche todas as células vivas do corpo consiste em uma solução aquosa, podemos dizer também que a água está intimamente ligada ao interior de nossas células e, por consequência, ao nosso metabolismo e fisiologia. A água desempenha um papel fundamental em quase todas as funções do corpo. É utilizada para a digestão, para a absorção e para o transporte de nutrientes, serve para uma série de processos químicos, assume o papel de solvente para os resíduos do corpo e também os dilui para reduzir sua toxidade, auxiliando no processo de excreção.

A água tem também um papel importante na produção de energia para a célula na mitocôndria durante a respiração celular. Ajuda a manter a temperatura do corpo estável, fornece a base para o sangue e todas as secreções líquidas que lubrificam os diversos órgãos e juntas, etc. Apesar de não conter nenhuma caloria ou outros nutrientes, sem a água o corpo humano só continuaria funcionando por poucos dias. A perda de 5% a 10% da água do corpo resulta em uma grave desidratação e, quando atinge os níveis de 15% a 20%, torna-se fatal.

A água é uma substância química cuja molécula é formada por um átomo de oxigênio unido covalentemente a dois átomos de hidrogênio, em uma estrutura molecular formando um triângulo com 104,5 graus entre os hidrogênios. É uma molécula polarizada, cujo lado do oxigênio tem carga elétrica parcialmente negativa e o lado dos hidrogênios tem carga elétrica parcialmente positiva.

Um número incalculável de reações químicas ocorre ininterruptamente nos seres vivos e, em muitas dessas reações, a água participa como reagente; em outras, ela é gerada como produto. Assim, na Natureza, há também um número incalculável de reações químicas nas quais participa de maneira fundamental. Ela é um excelente solvente, capaz de dissolver grande variedade de substâncias químicas, por isso costuma ser chamada de solvente universal, evidenciando que ela é sem dúvida o elemento existente na Natureza que dá e sustenta a vida no planeta.

Por conta disso, vários estudiosos da cura por meio de sistemas naturais se utilizam da água como agente mobilizador desses resultados e, dentre eles, podemos citar o Dr. Louis Kuhne.[15] Kuhne criou, como ele mesmo denomina, uma nova ciência de curar, baseando-se somente na água, em forma de banhos, escalda-pés, vaporizações, etc. Além destes sistemas, a água, por suas propriedades naturais, vem sendo utilizada também em suas diversidades minerais, como as águas sulfurosas, alcalinas, magnesianas, etc. Segundo os estudos de Bioenergética do professor Brüning,[16] a água é alimento e remédio de primeira qualidade para o Ser Humano.

Os antigos alquimistas já consideravam a água como um dos quatro elementos constituintes da matéria, muito estudada por todas as suas propriedades dentro da Natureza. Agrippa coloca que:

> *Os benefícios são infinitos e seu uso, diverso, pois graças a ela todas as coisas subsistem, são geradas, alimentadas e aumentadas. (...) a necessidade da água é tão grande, que sem ela nada que tenha vida pode viver. Nela se encontra a virtude seminal de todas as coisas.* (AGRIPPA: 2016)

A ÁGUA COMO TRANSMISSORA DE VIBRAÇÕES

> *Talvez a função mais importante da água para a manutenção da vida seja o transporte da vibração.* (EMOTO, 2006)

Até aqui se evidenciou a importância química, física e biológica da água. A partir deste ponto, destacar-se-á também sua importância como transmissora de informações de um campo vibratório para

---

15. Naturopata alemão que criou o método de hidroterapia com água fria para desintoxicação do corpo a partir da estimulação do baixo abdômen.
16. Professor Jayme Brüning, terapeuta naturista.

outro, a fim de alterar padrões vibracionais e assim contribuir com o trabalho de reequilíbrio natural do homem e de sua natureza.

A água como transmissora de vibrações passou a fazer parte de diversos estudos científicos, principalmente após o advento da homeopatia. Um de seus grandes axiomas é que "menos é mais": quanto mais se dilui a substância medicinal em água, mais potente é seu efeito. Pesquisava-se como, através das muitas diluições de seus remédios de ervas, conseguia-se manter o efeito curativo, sendo que a parte ativa do remédio nem sequer tinha existência física (segundo as argumentações matemáticas). Mantinha-se apenas a assinatura vibracional da planta a partir da qual tinham sido preparados.

As propriedades físicas e bioquímicas da água já eram até então muito conhecidas, porém até recentemente poucas pesquisas tinham sido feitas em relação às suas propriedades sutis. Na década de 1960, as pesquisas mais importantes realizadas sobre este assunto foram as do Dr. Bernard Grad[17] da Universidade McGill, em Montreal.

Grad estava interessado em descobrir se profissionais que trabalham com curas psíquicas realmente produziam sobre seus pacientes efeitos energéticos maiores dos que os causados pelo efeito placebo. Substituiu o Ser Humano por plantas em suas pesquisas para eliminar os efeitos causados pelas emoções e manter os efeitos puramente energéticos. Criou uma planta doente colocando suas sementes em água salgada (que retarda o crescimento da planta). Esta água salgada foi dividida em dois recipientes diferentes, sendo que uma delas foi energizada com imposição de mãos por uma pessoa com poderes de cura. As sementes de cevada foram colocadas por seus assistentes em água salgada em recipientes tratados ou não tratados, os quais haviam recebido etiquetas que os designavam arbitrariamente como um e dois. Somente Grad sabia identificar corretamente as garrafas de água salgada tratada. A porcentagem de sementes que germinaram foi calculada e se fez uma comparação estatística entre os resultados obtidos

---

17. Bioquímico e pesquisador na área de geriatria da Universidade McGill em Montreal, no Canadá.

nos dois grupos. Grad verificou que as sementes submetidas à água tratada germinavam com maior frequência, eram mais altas e tinham maior conteúdo de clorofila. Seu experimento foi repetido diversas vezes no mesmo laboratório, obtendo-se resultados semelhantes, e reproduzido com sucesso por outros laboratórios após a publicação de suas pesquisas.

Em virtude dos resultados obtidos, Grad realizou outras experiências com grande sucesso, utilizando água tratada com ímãs comuns e outra que produzia efeitos contrários quando energizada por pessoas deprimidas.

Estudos realizados por outros pesquisadores na época, e, mais recentemente, por Stephan Schwartz,[18] confirmaram as descobertas de Grad e constataram a ocorrência de alterações nas plantas com os resultados da análise por espectroscopia de infravermelho da água tratada por imposição de mãos. Os mesmos pesquisadores também constataram que as moléculas da água tratada por imposição de mãos apresentavam alterações nos ângulos de ligações atômicas, como Grad já tinha observado.

A água, nos estudos de Grad, apresentou a capacidade de ser carregada com diversos tipos de energia sutil (sejam de natureza benéfica ou prejudicial) e armazená-las em suas moléculas. Na pesquisa, a água energizada foi capaz de causar mudanças no crescimento das plantas, sem que nenhuma substância física fosse nela detectada, comprovando que as alterações foram obtidas apenas utilizando vibrações energéticas.

Atualmente, pesquisas realizadas por Massaro Emoto comprovam também que a água retém as informações captadas das mais diversas formas de energia e consegue transmiti-las e influenciar outros campos vibratórios. Por meio das fotos dos cristais de água congelada, ficaram constatadas as alterações que a água sofre por

---

18. Stephan A. Schwartz, cientista alemão.

vibrações geradas pelas mais diferentes fontes emanadoras, como música, pensamentos, palavras, locais, fotografias, ideogramas, etc.

De acordo com o físico alemão Werner Heisenberg,[19] considerado o pai da mecânica quântica, cada vez que alguém olha para os elétrons, eles se movimentam de um jeito diferente. Em outras palavras, o próprio ato de observar resulta em um movimento diferenciado dos elétrons, tornando a observação impossível. Isso acontece porque a observação humana requer luz e, quando os elétrons são expostos a elétrons luminosos, eles se desordenam, tornando impossível prever a sua movimentação (Princípio da Incerteza de Heisenberg).

Emoto se refere ao princípio da Incerteza de Heisenberg para explicar que a trajetória dos elétrons será determinada pelo observador e a forma como a água apresentará esta manifestação sofrerá sua influência. Goswami o descreve com a mesma assertividade dizendo que, segundo o Princípio da Incerteza, não podemos simultaneamente determinar a posição e a velocidade de um elétron; o menor esforço para medir exatamente um deles torna vago nosso conhecimento do outro. As condições iniciais para o cálculo da trajetória de uma partícula, portanto, jamais podem ser determinadas com precisão e é insustentável o conceito de trajetória nitidamente definida de uma partícula.

Por intermédio dos experimentos com as fotos dos cristais de água, Massaro Emoto comprovou a hipótese de que a água produz diferentes tipos de cristal de gelo, dependendo da informação que recebe: "Depois de muitos anos de pesquisa, cheguei à conclusão de que a qualidade da água muda de acordo com as informações que ela absorve" (EMOTO, 2007).

Em uma de suas experiências, ele colocou água da mesma qualidade em dois frascos diferentes. Em um dos frascos ele colou um rótulo com a palavra "Obrigado", e no outro um rótulo com a

---

19. Werner Karl Heisenberg – físico alemão, Prêmio Nobel de Física em 1932 "pela criação da mecânica quântica, cujas aplicações levaram à descoberta das formas alotrópicas do hidrogênio".

palavra "Idiota", como se a água fosse capaz de ler essas duas inscrições. A água dos dois frascos foi congelada. Os resultados foram os esperados: a água do frasco cujo rótulo era "Obrigado" formou lindos cristais hexagonais, enquanto a outra só deu origem a alguns fragmentos de cristal. Concluiu-se, que se a água capta informações e seus cristais refletem essas características, isso significa que a qualidade da água muda com base nas informações recebidas. Na realidade sabemos que a água não estava lendo as palavras, mas, sim, representando através da formação dos cristais o tipo de vibração ao qual ela estava sendo exposta.

Outro experimento do Dr. Emoto que comprova suas afirmações foi realizado em Tóquio com uma jarra que continha água de torneira e foi colocada sobre sua escrivaninha do escritório. Ele pediu a ajuda de 500 pessoas, para que elas, em um determinado dia, e em uma determinada hora, enviassem pensamentos positivos para purificar a água sobre sua escrivaninha, e então transmitir-lhe a mensagem "Obrigado". Como era esperado, a água passou por uma transformação e formou belos cristais. A água clorada da torneira transformou-se em água pura.

Ele afirma que as palavras que levam a água do nosso corpo a formar belos cristais são as que nos preenchem com um suave sentimento de paz. E quando isso acontece conseguimos expandir as nossas capacidades e encarar a vida com alegria e entusiasmo.

Holisticamente a água é veículo de informações vibracionais, gera memória, registro de pensamentos, sentimentos e por isso é muito usada em vários tipos de terapia por meio de Medicamentos Vibracionais.

Os primeiros pesquisadores da Medicina Vibracional criaram um método simples e eficaz de extrair da Natureza as frequências curativas: combinaram as propriedades de armazenamento energético sutil da água com a capacidade da luz solar de carregar os objetos com energia prânica. Seus efeitos fisiológicos são tão sutis que ainda estão sendo testados aparelhos tecnologicamente precisos para comprová-los cientificamente, além dos comumente utilizados como a foto Kirlian,[20] a eletroacupuntura, a radiônica, etc. Isto destaca a propriedade de armazenamento energético da água, da mesma maneira que Emoto afirma que ela é capaz de armazenar e transmitir essas informações energéticas para outros campos.

De acordo com as experiências citadas até então, fica evidente que a água é capaz de absorver, armazenar e transmitir informações vibracionais de um campo para outro.

O CICLO DA ÁGUA

A água produz seu próprio campo de vibração e, de acordo com sua forma de expressão na Natureza, essa vibração se apresenta de maneiras diferentes. Para compreender esses diferentes tipos de vibração é necessário, anteriormente, conhecer o seu ciclo na Natureza. Este ciclo se destaca porque é através dele que a água adquire experiência. É por meio dele que ela se associa aos processos metabólicos de todos os seres vivos do planeta. É o elo que une a todos. A molécula que hoje está no oceano, amanhã poderá estar em uma planta, ou mesmo em nosso organismo, desempenhando alguma importante função.

Em um ambiente terrestre, as plantas absorvem a água infiltrada no solo através de suas raízes. Essa água que forma a seiva das plantas é usada em muitas funções químicas e fisiológicas dos vegetais, como na fotossíntese, na respiração celular, no transporte da seiva, etc.

Elas perdem água continuamente por transpiração, principalmente durante o dia, quando seus estômatos (células especiais da folha que permitem ou não a saída de vapor de água para o ar) estão abertos. A liberação de vapor de água pelas folhas das plantas, além de resfriar a própria planta, contribui para a manutenção de certa umidade do ar favorável à vida e ao controle das chuvas.

A água também participa de inúmeros processos do metabolismo animal. Eles obtêm água bebendo-a diretamente ou ingerindo-a através dos alimentos. Também utilizam esta água em

---

20. Também chamada de eletrofotografia, foi criada por Semyon Kirlian em 1939.

importantes reações metabólicas e a liberam de volta ao ambiente pela transpiração, urina, etc.

Parte da água dos corpos vegetais e animais só é liberada ao ambiente quando estes morrem, através dos decompositores, pois essa água foi utilizada na síntese de substâncias orgânicas, ficando incorporada aos tecidos animais ou vegetais.

A água liberada na atmosfera pelos seres vivos se junta ao vapor proveniente da evaporação das águas dos oceanos, lagos, rios, geleiras e mesmo do solo. Todo esse vapor se concentra na atmosfera e, por fenômenos climáticos, precipita-se em certas circunstâncias sob a forma de chuvas. Cerca de um terço de toda a chuva que cai penetra na terra e é absorvida pelas plantas, para posteriormente voltar a evaporar na atmosfera. Nas florestas perenes, logo depois de um aguaceiro, aproximadamente dez toneladas evaporam de cada hectare quadrado. Essas chuvas trazem novamente a água ao ambiente terrestre.

A água das chuvas se infiltra no solo, podendo chegar até os lençóis freáticos, ou caminha sobre o solo nas enxurradas, indo alimentar os riachos e rios que desembocarão nos oceanos. As águas dos lençóis freáticos irão percorrer o interior da terra em rios subterrâneos até brotar em uma nascente. Da nascente a água corre pela terra formando os riachos e rios. Em muitos ecossistemas se formam entre a nascente e os riachos ambientes especiais e intermediários, como lagos e brejos.

Os brejos têm uma função ambiental importante, pois são reservatórios de água em épocas de enchentes e, em épocas de secas, funcionam como um sistema tampão entre a nascente e os riachos ou lagos. Também abrigam e fornecem matéria-prima para muitas formas de vida que não sobreviveriam sem esses ambientes. De alguns brejos são formados lagos, a depender do relevo do lugar.

Os riachos formados começam a percorrer diferentes tipos de solos: terrenos arenosos, rochosos, etc. São rodeados por matas ciliares que os protegem e os mantêm vivos. Onde esses riachos se juntam, formam ribeirões que continuam sua jornada por solos diferentes e acabam desembocando em rios maiores. Lembramos também que os rios são as veias e artérias do nosso Planeta, e que durante seu percurso um rio pode formar cachoeiras e cascatas compondo ambientes muito ricos. Em manhãs frias nesse ambiente se formam as névoas (brumas), que envolvem tudo a sua volta, e nas manhãs frias e secas, em vez da névoa aparece o orvalho: "A primeira gota de orvalho sobre uma folha é a água em sua infância. Daí ela começa uma jornada de aventuras imprevistas sobre o planeta" (EMOTO, 2006).

Elemento de grande utilidade em alquimia, o orvalho é colhido e procurado por todos aqueles que sabem utilizar-se de seu poder e propriedades. Como já dissemos, Edward Bach começou seu trabalho com os florais colhendo o orvalho das flores.

Podemos observar que é nas proximidades dos rios que se formam as cidades, pois é deles que a sociedade humana retira, em sua grande maioria, as águas de que necessitam para sua sobrevivência. Citamos em nossa história exemplos como o Nilo no Egito, o Tigre e o Eufrates na Mesopotâmia, o Ganges na Índia, o Rio Amarelo na China, entre outros, que foram o berço dessas civilizações.

Muitas vezes o ser humano polui e contamina a água desses rios, criando a necessidade de um tratamento antes de ela se tornar potável novamente. Este tratamento se utiliza de processos físicos e químicos e deixa a água artificialmente limpa, porém sem suas características naturais e energéticas; e são essas águas que na maioria das vezes são ingeridas pela sociedade atual.

Todo rio um dia desemboca em um rio maior ou no Oceano. O Oceano é a mãe de todas as águas, pois toda água dos continentes termina nele. É dele também que evaporam grandes massas de vapor de água. Estes vapores irão formar nuvens que serão levadas para muitos locais, em toda parte do planeta, onde se precipitarão.

As chuvas caem nos oceanos e nos continentes. Elas lavam e limpam. Têm uma enorme força e importância. Das chuvas se formam as enxurradas que acabam criando verdadeiros riachos temporários, pois se formam e desaparecem muito rápido. Depois que as chuvas passam, deixam suas poças pelo caminho, que são também temporárias, e surge uma espécie de espelho de água.

Com o passar do tempo, as águas que caíram das chuvas vão se infiltrando novamente no solo, percorrem o interior da terra e, vencendo as rochas, brotam outra vez na superfície. Assim o ciclo nunca para:

> *Num ciclo que cremos ser eterno, a água percorre a jornada que vai desde o cume das montanhas mais altas até as profundezas do oceano, carregando a vida em seu seio e ligando tudo em perfeita harmonia. Enquanto empreende a sua jornada pela vida, a água se torna uma testemunha de toda a vida sobre a terra e passa a ser, ela mesma, o fluxo da vida.* (EMOTO, 2006)

Desde o princípio, quando a água inicia sua jornada através do solo, ela vem ganhando experiência e acumulando conhecimento. A água está sempre fluindo com vida, purificando o que encontra pelo caminho. Ela carrega em si o alimento necessário para sustentar a vida, ao mesmo tempo em que carrega consigo as impurezas.

A ÁGUA COMO FORMA DE EXPRESSÃO DA CONSCIÊNCIA DIVINA NA NATUREZA

Como já vimos, nosso corpo físico é formado por cerca de 80% do elemento água e por isso podemos considerar que nossos corpos energético, espiritual e emocional também poderão ser influenciados por este elemento.

Ampliando nosso ângulo de visão, poderíamos dizer que os rios, lagos, brejos, nascentes representam entidades vivas, presentes na Natureza. A ecologia os considera ecossistemas vivos por abrigarem e manterem outros seres vivos. Acreditamos que estes ecossistemas são mais do que isto. São vivos e sustentados energeticamente por divindades espirituais específicas de acordo com sua faixa vibratória.

Na verdade, cada uma dessas divindades é em si uma manifestadora de Deus e forma em si uma realidade d'Ele. Toda ela é ocupada por tantos seres elementais que não é possível quantificá-los. E, dentro dessas realidades habitadas por seres elementais, existem hierarquias e até governos ocupados por seres de natureza divina.

Nesses ecossistemas habitam seres no plano físico (animais, vegetais e minerais) que realizam aí sua jornada de evolução e existem também seres etéreos, astrais e espirituais.

As águas dos rios, lagos, etc., embora muito diferentes e distantes da complexidade ou estágio evolutivo da alma humana, têm como seus auxiliares, protetores, construtores e habitantes, os seres elementais ou espíritos da Natureza. Assim, um rio sem seus elementais estará incompleto, será um rio sem vida, como um rio sem peixes ou plantas. Embora o rio possua seu próprio espírito, por ser uma entidade viva, necessita também da presença e atuação dos elementais.

A Natureza nos ensina que todos os seus integrantes são de extrema importância e, se um único que seja faltar, quebrará a corrente da vida afetando todo o restante. Assim, se uma espécie de peixe desaparecer do planeta, isto afetará toda a cadeia de seres vivos, mesmo que pareça aos nossos olhos não haver uma relação direta entre essas espécies. E se respeitamos as águas devemos respeitar também seus habitantes, seus guardiões, seus elementais e toda a hierarquia de espíritos da Natureza que a elas estão relacionados.

Analisando a existência de diversas formas de expressão da água na Natureza, e partindo do princípio que cada uma delas é representante de uma diferente irradiação oriunda da consciência do criador, observa-se que a cada uma são designados atributos vibracionais dos quais são representantes. Uma mesma irradiação vibratória, de acordo com a cultura, a época, o país, pode ser representada por diferentes divindades que simbolizam a mesma energia.

Tomemos como exemplo a representação da irradiação da natureza que está relacionada às águas do mar. Segundo a Mitologia Grega, Tétis (que significa nutriz), filha do Céu e da Terra, esposou Oceano com quem teve 3 mil rios e 3 mil oceânidas. Personifica a fecundidade da água que alimenta os corpos e forma a seiva da vegetação. É representada por uma mulher jovem, de aspecto sábio, que passeia pelo mundo em uma concha de marfim puxada por cavalos brancos.

Os gregos também citavam Nereidas, outras Divindades relacionadas à energia do Mar. Filhas de Nereu com Dóris, a Oceânide. São 50 Nereidas, todas divindades marinhas. Segundo a mitologia, frequentemente aparecem cavalgando no dorso de monstros marinhos.

As sereias gregas também são citadas como divindades marinhas. Filhas de Aqueloo e Melpômene, Estérope ou Terpsícore, ou ainda do deus marinho Fórcis, a partir de diferentes versões. De acordo com lendas mitológicas, habitavam uma ilha na costa meridional da Itália e com seu canto melodioso atraíam os marinheiros contra os recifes.

Nas tradições africanas de cultura Iorubá, a representação dessa mesma irradiação da Natureza está relacionada a Iemanjá. Iemanjá seria filha de Olóòkum, deus (em Benim) ou deusa (em Ifé) do mar. É representada nas imagens com o aspecto de uma matrona de seios volumosos, símbolo de maternidade fecunda e nutritiva.

Na cultura cubana, Iemanjá também é cultuada. Considerada mãe da vida e de todos os Orixás. Dona das águas, representa o mar, fonte fundamental da vida. No mar é sereia e na terra, uma negra de beleza deslumbrante. Vistosa, adora se enfeitar com os inúmeros tesouros dos oceanos. É conhecida pelo nome de Virgen de Regla, e sua festa, comemorada no dia 8 de setembro, dia da Natividade de Nossa Senhora, atrai sempre uma grande multidão de pessoas que vem demonstrar sua fé católica e sua devoção à Iemanjá.

Na Índia, encontra-se Mariamma, divindade que é a senhora do mar e de tudo o que ele representa. Ela traz benefícios a toda a Humanidade.

Destacam-se também: Marah, divindade Caldeia, senhora das águas salgadas, mãe que vem do mar; Derketo, divindade assíria, que aparece como sereia, protetora dos animais que habitam o mar; Mari Ama, divindade do mar escandinavo; Ilmatar, divindade finlandesa da água, grande mãe criadora que dá origem a tudo; Annawan, divindade indonésia do mar; Moruadh, divindade celta, sereia evocada pelos pescadores que lhe pediam que não rasgassem suas redes e não afundassem seus barcos, tinha corpo de mulher, rabo de peixe, cabelos verdes, nariz vermelho e olhos de porca.

No Brasil, Iemanjá é sincretizada como Nossa Senhora da Imaculada Conceição. Sua festa é uma das mais populares, atraindo uma multidão de fiéis e admiradores da Mãe das Águas até hoje. É frequentemente representada sob a forma de uma sereia, com longos cabelos soltos ao vento. Chamam-na também de Janaína, Princesa ou Rainha do Mar.

Assim como as divindades aqui citadas, encontram-se ainda, em um estudo mais profundo, muitas outras divindades que fazem referências à vibração da água do mar em outras culturas.

Um segundo exemplo é o da representação da irradiação da Natureza que está relacionada às águas dos rios e das cachoeiras.

Na mitologia grega temos Vênus como representação dessa irradiação. Filha de Júpiter e Dione, na tradição mais frequente, nasceu da espuma formada sobre as águas do mar pelos testículos (ou pelo sêmen) do Céu, mutilado por Saturno. De origem asiática, seu culto foi introduzido na Grécia por marinheiros e mercadores. Primitivamente, Vênus era a Divindade do instinto natural de fecundação e da geração. Personificava o elemento úmido, princípio da fertilidade da Natureza. Mais tarde, passou a ser considerada deusa do amor.

Na Índia, destaca-se a Divindade Ganga, que é o próprio Rio Ganges, ou aquela dos seios dos quais o rio saiu. Temos também

Ranu Bai, divindade que, com a água de todos os rios em seu jarro de ouro, trazia fertilidade às mulheres.

Na África, Oxum é a divindade do rio de mesmo nome que corre na Nigéria, em Ijexá e Ijebu. As mulheres que desejam ter filhos dirigem-se a Oxum, pois ela controla a fecundidade. Oxum é chamada de Ialodê, título conferido à pessoa que ocupa o lugar mais importante entre todas as mulheres da cidade. É a rainha de todos os rios e exerce seu poder sobre a água doce, sem a qual a vida na Terra seria impossível.

Em Cuba, Oxum (Virgen de la Caridad) também é cultuada. Deusa do amor, dinheiro e dona das águas doces. Resolve conflitos amorosos e dificuldades financeiras.

No Brasil, ela é sincretizada como Nossa Senhora das Candeias, na Bahia, e Nossa Senhora dos Prazeres, no Recife. Sua dança lembra o comportamento de uma mulher vaidosa e sedutora que vai ao rio se banhar. Divindade do fator agregador e conceptivo, os rios e cachoeiras são seu ponto de força. É considerada também a rainha do ouro, lembrando que o verdadeiro ouro da espiritualidade é o amor e que com ele se atrai toda a prosperidade.

Anahita, divindade persa do amor, é considerada uma das divindades governantes do império e o poder fertilizador da Lua e das águas. Senhora da concepção, purificava o sêmen e consagrava o ventre da mulher; Erzulie Freda, divindade haitiana do amor, cultuada e oferendada nas cachoeiras; Sammuramat, divindade assíria, senhora do amor, da fertilidade e da sexualidade.

A partir dos exemplos citados, podemos verificar que, para cada tipo de expressão da água na Natureza, estão associadas divindades que representam as vibrações a elas relacionadas. E cada divindade trabalha com seus fatores divinos relativos a essa representação vibratória.

A água vibra na sintonia da irradiação da divindade que lhe é associada, quando manifesta em cada uma de suas formas. Se tomarmos o princípio de que a água circula através de seu ciclo por diferentes expressões naturais, é possível afirmar que sua memória contém as irradiações divinas em todas as suas manifestações. Porém, quando retirada da Natureza em uma forma de manifestação específica, estará vibrando na sintonia/irradiação daquele observador (consciência) que a sustenta naquele momento.

Segundo Rubens Saraceni, para cada qualidade divina representada por um Orixá, existe um fator natural que determina um comando de ação na Natureza. Assim, para cada tipo de expressão da água, existe um fator mobilizador associado a um determinado Orixá que faz com que essa água atue com suas respectivas funções.

ESSÊNCIAS VIBRACIONAIS DE ÁGUA

Apresentamos então as essências vibracionais de água que fazem parte deste sistema e mostramos como por meio delas conseguimos obter resultados positivos em tratamentos de diversos tipos de desequilíbrios no ser humano.

A partir das referências analisadas anteriormente e da observação das diferentes formas de expressão da água na Natureza, foi possível associar a cada uma delas qualidades vibracionais e funções diferenciadas. As essências vibracionais têm como base unicamente a água, extraída de suas diversas fontes naturais, de acordo com a sua forma de expressão, às quais foram relacionadas certas características, a exemplo da água da fonte, associada à maleabilidade e poder de quebrar a rigidez de acordo com as observações do Dr. Bach.

Com a finalidade de reproduzir os resultados do Floral Rock Water, utilizando água de outra fonte, foi elaborada a Essência Vibracional de Água da Fonte. Esta primeira essência foi preparada a partir de água colhida de uma fonte localizada em Minas Gerais, na cidade de Camanducaia, nos mesmos moldes utilizados pelo Dr. Bach. Os resultados foram surpreendentes e a partir desses resultados foram extraídas e elaboradas as demais essências de água.

Convidamos você a mergulhar conosco nessa infinidade de informações que a água pode nos trazer através de suas próprias experiências e entender o que ela quer nos transmitir por meio de suas formas de expressão na Natureza.

Associamos, assim, os 14 tipos de essências de água às suas respectivas indicações terapêuticas:

1. ÁGUA DA FONTE

Água que rompe a rocha rígida para brotar no chão. Água que rompe a rigidez. Rompe barreiras por mais difíceis que possam ser. Água que dá força para que a pessoa rompa padrões. Abre novas possibilidades e novos caminhos.

Indicação: pessoas que possuem dificuldade em romper padrões, muito rígidas consigo mesmas e com os outros. Pessoas com dificuldades para vencer as pedras que encontram no meio do seu caminho, suas barreiras pessoais, os desafios de sua vida. Normalmente são muito críticas com os demais e com elas mesmas. Exigem muito de si mesmas.

2. ÁGUA DA CACHOEIRA

Água que se joga do penhasco naturalmente. Água que impulsiona o ato de se lançar na vida, sem medo. Trabalha a coragem e a ousadia. Água que auxilia a pessoa a se soltar, fluir, mudar os rumos de sua vida conforme o movimento da Natureza. Dá força e coragem para se desenvolver, prosperar, seguir o seu caminho.

Indicação: pessoas que precisam despertar a ousadia. Aqueles que estão querendo mudar os rumos de sua vida e necessitam de coragem. Aos que precisam se permitir se lançar ao novo e ao desconhecido. Indicado para pessoas muito controladoras que necessitam soltar e deixar que as coisas fluam naturalmente.

3. ÁGUA DO RIACHO

Água que segue seu caminho sem se desviar e sem parar. Água que impulsiona o ato de seguir a vida, sua missão, sem se desviar dela, sem perder o foco, sem se cansar ou desistir. Água que auxilia as pessoas dispersas a voltarem para seu caminho, que precisam redirecionar e focar em seus objetivos, sem esmorecer ou desistir.

Indicação: pessoas muito dispersas e que precisam focar em seus objetivos para não se desviarem do caminho. Aos que necessitam de perseverança para continuar sua jornada sem esmorecer ou desistir.

4. ÁGUA DA CHUVA

Água que está no alto, mas com uma mudança se condensa e chega ao chão. Água que faz ideias e sonhos se manifestarem na matéria, pela atitude da pessoa que tem coragem de mudar.

Indicação: para pessoas que precisam de um impulso para conseguir concretizar seus sonhos e suas ideias e não conseguem modificar seu padrão para que isso aconteça.

5. ÁGUA DA SEIVA

Água que foi enriquecida e transformada pela fotossíntese para servir de alimento aos seres vivos. Água que alimenta a vida. Traz energia e vitalidade. Auxilia na recuperação de pessoas debilitadas, depressivas, traumatizadas.

Indicação: para aqueles que se encontram cansados de viver, que encaram a vida como um peso, aos que estão sem forças para continuar lutando, etc. Esta água traz energia e disposição. É uma vitamina energética, vitalizadora, que auxilia os debilitados: pós-operatório, pós-enfermidades, reergue as pessoas que passaram por traumas emocionais profundos, depressão, etc.

6. ÁGUA DO MAR

Água que está na sua origem. Vai sair dali pela evaporação, mas um dia acaba voltando pela chuva ou pelos rios. Todo rio desemboca em um rio maior, que desemboca no mar. O mar é a origem dos seres vivos. Água que faz a pessoa retornar à sua origem. Faz a pessoa manifestar sua verdadeira essência, mergulhar em si mesma.

Indicação: para pessoas que nunca se encontram. Aos que precisam voltar para a sua essência, redescobrir o caminho de casa e sentem dificuldade. Esta água auxilia a pessoa a entrar em contato com ela mesma.

7. ÁGUA DO LAGO

Água que se mantém estável e serena. Traz paz e tranquilidade. Auxilia pessoas muito agitadas, inseguras, preocupadas, ansiosas, tensas, a serenar sua alma e sua mente.

Indicação: para pessoas que precisam encontrar a paz e o equilíbrio, muito agitadas, preocupadas, aceleradas demais, inseguras, ansiosas, etc. Pessoas que precisam serenar sua alma e sua mente. Quem não consegue dormir por não conseguir parar de pensar.

8. ÁGUA DO BREJO

Água que encharca o solo fazendo brotar plantas especiais e raras. Faz brotar sentimentos especiais que estão bloqueados ou endurecidos. Faz a limpeza do corpo emocional, acalmando os sentimentos negativos.

Indicação: para pessoas que estão endurecidas emocionalmente e que precisam fazer brotar os sentimentos escondidos por trás de sua armadura. Faz uma limpeza no corpo emocional, trazendo para a consciência aquilo que ainda precisa ser trabalhado emocionalmente.

9. ÁGUA DA ENXURRADA

Água que nos momentos de chuva, e em mais nenhum outro caso, corre em direção a um rio, limpando o caminho, pois leva o lixo e o entulho que estão pela frente. Água que em certas situações emocionais difíceis, quando as lágrimas caem, limpa toda a sujeira para que, depois de passar o momento, fique tudo limpo. Auxilia a pessoa a limpar e retirar os obstáculos que estão impedindo seu caminho.

Indicação: para pessoas que precisam de força para limpar os lixos e entulhos que atravancam a sua vida. Dá força para a pessoa se desfazer daquilo que não lhe serve mais: padrões emocionais, mentais, atitudes, pessoas, vícios, etc.

10. ÁGUA PURIFICADA

Água que o homem poluiu e ele mesmo teve de limpar para poder utilizá-la. Desintoxica o organismo saturado e auxilia pessoas que carregam culpas por atitudes do passado e querem se modificar.

Indicação: para quem está fazendo quimioterapia, está com o corpo intoxicado por cigarros, álcool, drogas, produtos de uso profissional, má alimentação, medicamentos, etc. Pessoas que carregam culpas por atitudes do passado e querem se libertar. Quem possui o corpo mental e emocional carregado de pensamentos e sentimentos que precisam ser eliminados.

11. ÁGUA DA BÚLICA

Água que se junta em uma depressão na terra e fica parada. Reflete a imagem do Sol como em um espelho. Faz enxergar quem se é de verdade e enxergar as coisas como realmente são.

Indicação: para pessoas que precisam enxergar as coisas como se apresentam no momento, quem elas são verdadeiramente, retirando as máscaras, os bloqueios e resistências para que isso aconteça.

12. ÁGUA SUBTERRÂNEA

Água que alcança e transita pelas profundezas do solo e assim se purifica e se mantém limpa. Água que chega ao inconsciente e o purifica, trazendo a pessoa para o equilíbrio.

Indicação: para pessoas que necessitam limpar sua mente e sua aura de registros negativos, como traumas, pensamentos obsessivos, mental negativado, medos, etc.

13. ÁGUA DO ORVALHO

Água que faz a transmutação pessoal e desperta a essência mais interna e imperceptível para vir à luz e brilhar com sucesso. Auxilia na ampliação da consciência.

Indicação: para pessoas que estão no momento de iniciação ou transcendência espiritual. Aquelas que só precisam de um movimento para ativarem sua luz pessoal, o despertar da individualidade espiritual que ali habita. Auxilia na ampliação da consciência.

14. ÁGUA DAS BRUMAS

Água que se mantém em estado não líquido, mas por sua própria natureza. Faz-se brumas. Água que se faz ser o que se é mesmo em situações adversas.

Indicação: para pessoas que precisam de sustentação para se manter em sua essência, mesmo em situações adversas. Necessitam de coragem para serem elas mesmas. Esta água auxilia as pessoas a conquistarem seu espaço de existência.

ESSÊNCIAS VIBRACIONAIS DE ÁGUA E OS FATORES DOS ORIXÁS

Com base nos Fatores dos Orixás estabelecidos por Rubens Saraceni, associamos os 14 tipos de essências de água aos 14 orixás representantes destas vibrações na Natureza:

1. **Água da Fonte – regida pelas vibrações do Orixá Ogum:** Ogum é o Orixá da Lei e seu campo de atuação é a linha divisória entre a razão e a emoção. Ogum é que abre os caminhos. A água da fonte abre seu caminho através das rochas. Ela se utiliza

dos fatores rompedor, abridor, arrancador, furador, fortalecedor, entre outros, associados ao Orixá Ogum.

2. **Água da Cachoeira – regida pelas vibrações da Orixá Oxum:** A água das cachoeiras é associada à Orixá Oxum. Ela é o Trono Regente do polo magnético irradiante da vibração do amor e atua na vida dos seres, estimulando em cada um os sentimentos de amor, fraternidade e união. Seu elemento é o mineral e ela forma todo um feixe de vibrações, magnetismos e irradiações que atuam sobre os seres ora estimulando-os, ora paralisando-os. A água doce é o melhor condutor das energias minerais e, por essa qualidade única, é considerada a melhor rede de distribuição deste tipo de energias que estão presentes em todos os seres animais e vegetais. Ela se utiliza dos fatores ajustador, cachoador, desabrolhador, eliciador, expulsador, fecundador, germinador, entre outros, associados à Orixá Oxum.

3. **Água do Riacho – regida pelas vibrações da Orixá Logunan:** Logunan é o Trono Feminino da Fé, absorve a fé em desequilíbrio de forma ativa, reconduzindo o ser de volta ao seu caminho e ao seu equilíbrio. A água do riacho se utiliza dos fatores: conduzidor, retornador, revertedor, virador, voltador, entre outros, associados à Orixá Logunan.

4. **Água da Chuva – regida pelas vibrações da Orixá Iansã:** Iansã é a Aplicadora da Lei na vida dos seres e atua no campo emocional. Ela os esgota e os redireciona, abrindo-lhes novos campos por onde evoluirão de forma menos emocional. Iansã é movimento o tempo todo. Coloca o elemento ar (mental) em ação. A água da chuva se utiliza dos fatores movimentador, mobilizador, impelidor, aplicador, distribuidor, removedor, revolvedor, agitador, entre outros, associados à Orixá Iansã.

5. **Água da Seiva – regida pelas vibrações do Orixá Oxóssi:** Oxóssi é o Trono Masculino do Conhecimento. Divindade masculina vegetal, é o grande caçador, aquele que vai buscar e traz o conhecimento, a divindade da expansão. A água

da seiva se utiliza dos fatores habilitador, enfolhador, engalhador, enxertador, canalizador, entre outros, associados ao Orixá Oxóssi.

6. **Água do Mar – regida pelas vibrações da Orixá Iemanjá:** A água do mar é o melhor irradiador de energias cristalinas. A ela está associada a Orixá Iemanjá, que é o Trono Regente Essencial da Geração. É a água que vivifica. Rege a geração e simboliza a maternidade, o amparo materno, a volta à essência. Sustenta todos os que buscam dar a vida e criar. É a mãe das águas primordiais, da própria essência. Ela se utiliza dos fatores gerador, ancorador, fluidificador, alagador, aguador, entre outros, associados à Orixá Iemanjá.

7. **Água do Lago – regida pelas vibrações do Orixá Oxalá:** Os atributos de Oxalá são cristalinos, pois é por meio da essência cristalina que suas irradiações chegam até nós. Ele é o Trono Natural da fé e seu campo de atuação preferencial é a religiosidade. A água do lago se utiliza dos fatores acalmador, descarregador, organizador, pacificador, temporizador, restaurador, entre outros, associados ao Orixá Oxalá.

8. **Água do Brejo – regida pelas vibrações da Orixá Nanã:** Nanã rege sobre a maturidade e atua decantando o emocional dos seres, preparando-os para uma nova vida. Ajuda a purificar nossos males e tudo o que mais atrasa nossa caminhada. A água do brejo se utiliza dos fatores abrejador, decantador, encharcador, aquietador, açudador, arregador, entre outros, associados à Orixá Nanã.

9. **Água da Enxurrada – regida pelas vibrações da Orixá Oroiná:** Oroiná é a regente cósmica do Fogo e da Justiça Divina, que purifica os excessos emocionais dos seres desequilibrados, desvirtuados e viciados. A água da enxurrada se utiliza dos fatores consumidor, apurador, aquecedor, incendiador, entre outros, associados à Orixá Oroiná.

10. **Água Purificada – regida pelas vibrações do Orixá Obaluaê:** Obaluaê atua na evolução e seu campo preferencial é aquele que sinaliza as passagens de um nível vibratório para outro, ou de um estágio de evolução para outro. Atua com o fator transmutador na linha da evolução. A água purificada se utiliza dos fatores transmutador, alterador, flexibilizador, entre outros, associados ao Orixá Obaluaê.

11. **Água da Búlica – regida pelas vibrações da Orixá Obá:** Obá é uma Orixá cósmica, cujo elemento original é a terra, pois ela é a Orixá telúrica por excelência e atua nos seres por meio do terceiro sentido da vida, o Conhecimento, que desenvolve o raciocínio e a nossa capacidade de assimilação mental da realidade visível, ou somente perceptível, que influencia nossa vida e evolução contínua. A água da búlica se utiliza dos fatores racionalizador, refletidor, condensador, adensador, fixador, entre outros, associados à Orixá Obá.

12. **Água Subterrânea – regida pelas vibrações do Orixá Xangô:** Xangô é o Orixá da Justiça e seu campo de atuação é a razão, despertando nos seres o senso de equilíbrio e equidade. Atua nas pedreiras e tem como elemento a terra úmida e fértil que dá sustentação vegetal. A água subterrânea se utiliza dos fatores purificador, equilibrador, moderador, graduador, reforçador, expedidor, entre outros, que estão associados ao Orixá Xangô.

13. **Água do Orvalho – regida pelo Orixá Oxumaré:** É o Orixá que rege sobre a sexualidade e seu campo preferencial de atuação é o da renovação dos seres, em todos os polos e em todos os sentidos da vida. A água do orvalho se utiliza dos fatores renovador, refazedor, irizador, diluidor, dissolvedor, entre outros, associados ao Orixá Oxumaré.

14. **Água das Brumas – regida pelo Orixá Omolu:** Omolu rege a passagem do ser do plano material para o plano espiritual. Enquanto força cósmica e mistério divino, é a energia que se

condensa em torno do fio de prata que une o espírito e seu corpo físico. A água das brumas se utiliza dos fatores abrumador, absorvedor, consolidador, estabilizador, estancador, entre outros, que estão associados ao orixá Omolu.

Associamos as 14 essências de águas aos 14 orixás representantes das sete irradiações divinas. Os orixás Exu e Pombagira possuem suas irradiações em águas compostas com outras substâncias, como a água sulfurosa, que possui a substância enxofre, ou com o álcool, e por isso não serão utilizadas como substância pura na elaboração das essências do sistema.

AS ESSÊNCIAS DE ÁGUAS, AS CORES E OS CHAKRAS

Como já vimos, o corpo áurico de um indivíduo é um armazenador de informações adquiridas a partir de suas experiências. É nossa memória, onde estão registrados nossos pensamentos, nossos sentimentos, nossas vivências, etc. Assim, a condição vibratória da aura representará seu estado vibratório de consciência.

Os chakras são os vórtices por onde a energia circula de um corpo para outro. Quando bloqueado, ele dificulta o fluxo de energia, de pensamentos, sentimentos e informações dos corpos superiores, fazendo com que o indivíduo passe a utilizar somente sua energia vital. Assim, ele reduz drasticamente a energia do corpo, causando patologias físicas, emocionais, mentais e espirituais.

Quando nos entregamos a emoções, pensamentos e atitudes negativas, permanecemos em desunião com o Cosmos. Os bloqueios se acentuam cada vez mais e fazem com que a energia vital não flua adequadamente, produzindo desarmonia.

A cor é a representação que o cérebro dá a uma determinada frequência de vibração e cada uma delas é absorvida por um chakra específico. Assim, de acordo com a vibração de cada tipo de água, pudemos associá-la a um chakra e a uma cor respectivamente.

Por meio da soma das Essências Vibracionais de Água, estaremos levando para o corpo a vibração da natureza correspondente a cada chakra, através da água específica que possui esta vibração, auxiliando no reequilíbrio de qualquer desarmonia encontrada no indivíduo.

1. **Chakra Básico:** é o chakra que nos traz o alicerce para o espírito ancorar na matéria. Traz energia de ação para lidar com os assuntos relativos à nossa sobrevivência. Daí a energia da água da fonte e da cachoeira, trazendo ousadia, firmeza, força e coragem de ação.

2. **Chakra Esplênico:** é o chakra associado aos prazeres, à realização pessoal, à criança interna, à nutrição do Ego. A ele estão associadas as energias das águas do riacho e da chuva, colocando o indivíduo no caminho da autorrealização, para que ele possa pôr em prática seus sonhos e ideais.

3. **Chakra Gástrico:** é o chakra responsável por nosso relacionamento com o mundo e com as outras pessoas. É a sede da personalidade e do Eu. As energias das águas da seiva e do mar trazem o alimento, a nutrição necessária para assumirmos nossa verdadeira essência, nosso verdadeiro Eu.

4. **Chakra Cardíaco:** é o chakra relacionado ao amor e à vontade. Sua função essencial é a compaixão e a criação de relacionamentos por meio do amor verdadeiro. Por isso, estão relacionadas a ele as energias das águas do lago e do brejo, acalmando, trazendo paz e tranquilidade para que o indivíduo possa fazer aflorar novos sentimentos.

5. **Chakra Laríngeo:** este chakra é o centro da expressão e da comunicação do ser. É nossa mente concreta. Através desse chakra purificamos as nossas energias. A ele estão associadas as energias das águas das enxurradas e da água purificada, que limpam nosso caminho e purificam nosso organismo.

6. **Chakra Frontal:** é o chakra da percepção consciente do ser. É a sede das forças mentais mais elevadas, do discernimento intelectual, da memória e da vontade. É o responsável pelo autoconhecimento. A ele estão relacionadas as energias das águas da búlica

e do subsolo, purificando nossa mente para podermos descobrir nossa verdadeira identidade.

7. **Chakra Coronário:** é a sede da perfeição do homem. Está associado à conexão da pessoa com a espiritualidade e a integração do todo: físico, emocional, mental e espiritual. A ele estão relacionadas as águas do orvalho e das brumas, conectando-nos com nossa verdadeira essência, para atingirmos nossa transmutação pessoal pela espiritualidade.

ESSÊNCIAS VIBRACIONAIS DE ÁGUA RELACIONADAS ÀS CORES E AOS CHAKRAS

Vermelho **Básico**	**Fonte** – Romper a rigidez (Ogum)
	Cachoeira – Coragem e ousadia (Oxum)
Laranja **Esplênico**	**Riacho** – Ir atrás do que se quer sem se desviar do caminho (Logunan)
	Chuva – Concretizar sonhos e ideais (Iansã)
Amarelo **Gástrico**	**Seiva** – Alimento para a vida (Oxóssi)
	Mar – Retorno à essência (Iemanjá)
Verde **Cardíaco**	**Lago** – Paz e tranquilidade (Oxalá)
	Brejo – Aflorar novos sentimentos (Nanã)
Azul **Laríngeo**	**Enxurrada** – Limpar o caminho (Oroiná)
	Purificada – Desintoxicação do organismo (Obaluaê)
Índigo **Frontal**	**Búlica** – Faz enxergar quem se é (Obá)
	Subterrânea – Chega ao inconsciente e o purifica (Xangô)
Violeta **Coronário**	**Orvalho** – Transmutação pessoal (Oxumaré)
	Brumas – Manter a essência (Omolu)

INDICAÇÃO E POSOLOGIA

1. INDICAÇÃO

- Método Tradicional: o próprio terapeuta escolhe as essências de acordo com sua avaliação e a queixa do paciente.

- O paciente escolhe o vidro no kit, sem saber qual é a essência, por ressonância vibratória.

- Pelas cores dos chakras a serem trabalhados, de acordo com as queixas do paciente.

- Pela sintonia com o Orixá regente de cada essência.

2. POSOLOGIA

A posologia desta água preparada poderá ser de sete gotas três vezes ao dia ou sete gotas sete vezes ao dia, dependendo da intuição do terapeuta ou da necessidade do paciente e adequando-se a cada caso.

BANHOS

Os banhos são muito recomendados nos tratamentos terapêuticos naturais e, segundo a hidroterapia, se forem tomados diretamente na Natureza, serão muito mais eficazes. Um banho de cachoeira, por exemplo, terá muito mais propriedades terapêuticas do que outro tomado em casa, ainda que seja realizado com a mesma água, em razão da energia que se absorve da natureza naquele momento.

Como a vida moderna dificulta, e muito, nosso contato direto com a Natureza, muitas pessoas acabam ficando sem esses recursos terapêuticos. Algumas pessoas nunca foram a uma cachoeira, ou nunca tomaram um banho de mar ou de chuva.

A função de usar as essências em forma de banhos é justamente trazer a Natureza para mais perto de nós. Assim, ao preparar um banho em nossa residência usando a essência de água da cachoeira, ele nos conectaria energeticamente a essa cachoeira. Da mesma maneira poderemos tomar um banho energeticamente equivalente ao rio, ao mar, à chuva em nossa própria casa.

Claro que estes banhos nunca substituirão em sua plenitude os banhos na Natureza, mas será uma opção para os momentos em que eles nos fazem falta e não temos a oportunidade ou condição de conseguir nos deslocar até um local próprio para este fim.

Os banhos com as essências de águas também têm a função de quebrar a inércia de muitas pessoas resistentes a este contato direto com a mãe Natureza. Tomando os banhos, a pessoa poderá sentir um grande impulso de procurar, assim que possível, um contato direto com ela de alguma forma.

Dividimos os banhos em cinco tipos:

1. De corpo inteiro: essências do riacho, da chuva, da cachoeira, do lago e do oceano.

2. Apenas dos pés: essências da enxurrada, da búlica, do brejo, do orvalho, subterrâneo.

3. Apenas das mãos: essências de água purificada e da nascente.

4. Em forma de sauna ou *spray:* essência das brumas.

5. Místico: essência da seiva.

COMO PREPARAR OS BANHOS

1. **De corpo inteiro:** estes banhos podem ser preparados recolhendo um litro ou mais de água (dependendo de cada pessoa) do chuveiro em uma vasilha própria para isto (de preferência não de metal, nem de plástico) logo após terminar de se enxaguar. Nesta água, acrescentam-se 21 gotas da essência de água escolhida para aquele momento e, em seguida, verte-se toda esta água sobre o corpo da cabeça para baixo como se realmente estivesse entrando nestas águas na Natureza.

2. **Apenas dos pés:** estes banhos são preparados com águas que na Natureza costumamos colocar apenas nossos pés, como em uma enxurrada. Realizamos este banho como na natureza, utilizando a

água na temperatura ambiente em uma vasilha. Também se acrescentam nesta água 21 gotas da essência mais adequada. Devem-se colocar os pés nesta água e permanecer assim por 15 minutos. Visualizar-se durante todo esse processo, interagindo com esse elemento na Natureza.

3. **Apenas das mãos:** preparar este banho como o que preparamos para os pés e lavar as mãos com ele durante o dia.

4. **Em forma de sauna:** colocar água bem quente em uma vasilha embaixo de uma cadeira, acrescentar 21 gotas do composto, sentar-se sem roupa, de maiô ou sunga e cobrir-se por completo com um lençol. Pode ficar com a cabeça de fora. Ficar neste vapor até ele terminar. No caso do *spray*, arrumar um vidro com borrifador e colocar 10% de água filtrada e completar com álcool. Colocar 21 gotas da essência e usar para borrifar este líquido no ambiente em que for ficar por algum tempo, de preferência sozinho e longe da agitação.

5. **Banho místico:** neste banho usaremos o sangue (seiva) das plantas para derramar sobre nós. O sangue dos animais ou a seiva das plantas contém a energia vital destes seres, sendo importante veículo dessa essência usado em rituais de magia. O composto feito com a água da seiva de uma planta contém estas características. Preparamos este banho colocando, em uma vasilha, água e 21 gotas da essência da seiva; despejar sobre o corpo como no banho de corpo inteiro.

INDICAÇÃO DOS BANHOS DE CORPO INTEIRO

Do riacho: lembremo-nos dos batismos feitos nos rios e riachos nos tempos de Jesus. Algumas religiões usam o batismo nos rios ainda hoje, e alguns rios são considerados sagrados, como os da Índia. As pessoas costumam se banhar nessas águas sagradas. Assim, banhar-se nas águas de um rio pode trazer purificação para a alma, mais que para o corpo. Essa purificação irá auxiliar a pessoa a estar em contato com sua verdadeira essência, impedindo-a de se desviar de seu caminho espiritual.

Da chuva: banhos com estas águas ajudam a limpar padrões estagnados. Sentimentos e pensamentos que precisam ir embora, pois estavam nos impedindo de realizar os nossos sonhos.

Da cachoeira: banho que revigora e reenergiza. Depois de um banho de cachoeira, estamos prontos para enfrentar nosso dia a dia, com mais coragem e ousadia.

Do lago: banho que purifica a mente, acalma e tranquiliza.

Do mar: banho de purificação energética, limpeza da aura, descarrego. Purificação esta necessária para conseguirmos expressar nossa verdadeira essência.

APENAS DOS PÉS

Da enxurrada: banho que traz nossa criança interior de volta à nossa vida. Criança essa capaz de limpar nosso caminho.

Do brejo: colocar os pés na lama e no lodo. Do lodo se nasce para a luz como a semente no interior da terra que passa pela putrefação para poder nascer. Aflora sentimentos mais elevados.

Do orvalho: caminhar descalço sobre a grama orvalhada serve para conectar a pessoa com sua própria natureza, processo necessário para iniciar nossa transmutação pessoal.

Da búlica: enfiar o pé na poça quando caminhamos nos chama a atenção para nos concentrarmos no caminho. Este banho pode nos concentrar no caminho espiritual, reforçando nossa capacidade de autoconhecimento. Caminho que devemos seguir com os dois pés.

Subterrânea: banho que traz conexão com a mãe terra. Estas águas vêm direto do interior da terra, do útero da mãe, que representa nosso inconsciente. Por isso, este banho tem a função de limpá-lo.

APENAS DAS MÃOS

Purificada: lavamos as mãos com água de torneira para limpá-las e desinfetá-las, inclusive usando sabões, etc. Assim, devemos usar este banho quando quisermos limpar nossas mãos de algo contagioso ou de algo que tenhamos feito de errado com elas, como, por exemplo, bater em um animal, etc.

Da fonte: lavamos as mãos em uma nascente quando queremos nos purificar sutil e energeticamente. Assim, devemos usar este banho quando formos realizar algo místico ou espiritual, como uma imposição das mãos, ou quando formos abençoar algo, etc. Ótimo para colocar 21 gotas em um sabonete líquido neutro e deixar para lavar as mãos antes e depois de uma aplicação energética qualquer. Quando necessitarmos de força e energia para romper padrões ou estruturas rígidas nos outros, buscamos este poder neste banho.

EM FORMA DE SAUNA OU SPRAY

Das brumas: os druidas usam as brumas ou névoa para passar por um portal. Podemos usar este banho para ir para Avalon (que representa o outro mundo, o paraíso perdido, o Shangrilá) como fazia a Morgana, quando precisava entrar em contato com sua verdadeira essência.

MÍSTICO

Da Seiva: nutre a pessoa que tomar este banho com energia vital. Especial para os terapeutas, que podem banhar-se com estas águas, energizando seus chakras, ou o corpo inteiro, ou quando quiser limpar e energizar sua aura. Assim, a seiva das plantas irá preparar e ligar o terapeuta ao mundo das ervas, da cura, da Natureza.

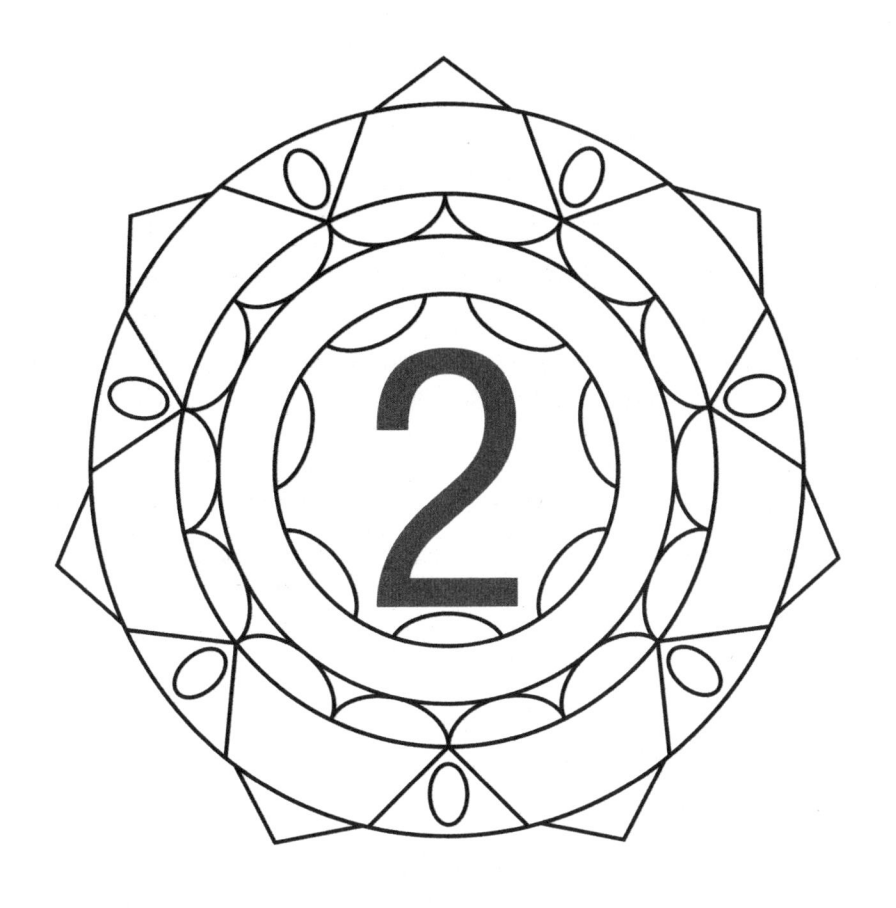

ESSÊNCIAS VIBRACIONAIS DOS TERRENOS

OS TERRENOS

Após o entendimento da importância da água na manutenção de nossa vida e de nosso equilíbrio, vamos seguir o movimento da Natureza e dar o segundo passo no estudo deste Sistema.

Em nossa terra, sempre após a chuva a relva se torna mais verde, como se estivesse reagindo ao estímulo das águas que vieram do céu. Assim, após as Essências de Água, vamos apresentar as Essências dos Terrenos, elaboradas a partir de capins.

Pode parecer estranho usarmos os capins como recurso para elaborar as essências em nosso sistema, uma vez que eles receberam ao longo do tempo um rótulo de planta daninha, invasora e até mesmo de praga. Tudo isso porque eles são insistentes e resistentes. Aparecem em todos os lugares e situações, mesmo em locais indesejados.

O homem em sua tentativa de controle e dominação do planeta tenta manipular a natureza segundo o que considera necessário, mas a Natureza tem suas leis próprias e o homem é que deveria se adequar a elas.

Quando ele devasta imensas áreas para o cultivo de suas monoculturas com alto valor e interesses econômicos, não deseja que em meio à plantação que ele selecionou apareçam as ervas daninhas, persistentes e teimosas. Para isso se utiliza de agentes tóxicos, danificando o solo, a água e a Natureza em seu entorno.

Quando o homem consegue fazer com que esta praga das lavouras não nasça mais, na verdade iniciou um processo de desertificação naquele local onde nem mesmo as plantas que precisaria ali cultivar irão se desenvolver. O solo torna-se enfermo.

Mas será que é o capim que está infringindo as leis da Natureza? O capim tem, sim, uma importante função na Natureza, em sua cadeia alimentar e na sucessão ecológica. Ele está nascendo em toda parte para tentar recuperar o que foi destruído.

Existe uma teoria esotérica que diz que a planta que mais nasce ao nosso redor é o remédio do qual estamos precisando naquele momento. Por sincronicidade, o que mais precisamos está nos rodeando. Observemos então a rua, os terrenos, as estradas, as cidades e o campo onde habitamos, e vejamos qual a planta que mais aparece em torno de nós, como que um remédio que toda sociedade necessita neste momento planetário: o Capim. Talvez ele neste caso não seja o vilão, mas, sim, o nosso remédio.

BOTÂNICA DO CAPIM

As plantas superiores recebem esta denominação por possuírem raízes, caules, folhas e principalmente flores. São as Gimnospermas (pinheiros, etc.) e as Angiospermas (grupo de maior variedade de plantas do Reino Vegetal, como as árvores frutíferas, flores de jardins, etc.).

As Angiospermas compõem um grupo que apresenta flores propriamente ditas com pétalas, etc., e possuem uma infinidade de famílias. Recentemente os botânicos dividiram os capins em duas famílias botânicas da seguinte maneira:

1. A família botânica das gramíneas, que é uma grande família pertencente ao grupo das Angiospermas (plantas com flor), tecnicamente designada *Poaceae* (ou *Gramíneas*), de distribuição mundial. A diversidade de espécies que pertencem a esta família é enorme, cerca de 10 mil espécies distribuindo-se por aproximadamente 650 gêneros, apenas superada pelas orquídeas (*Orchidaceae*) e as compostas (*Asteraceae, exemplo as margaridas*), no universo do Reino vegetal. Podemos citar como exemplo o trigo, o milho, as gramas e a maioria dos capins que conhecemos.

2. A família chamada Cyperaceae que é uma família de plantas pertencentes à ordem Poales que inclui 4.350 espécies distribuídas em 98 gêneros. São plantas herbáceas geralmente perenes e graminiformes. São encontradas em todo o mundo, preferindo solos pobres, úmidos, como pântanos de regiões temperadas ou frias. Assemelham-se superficialmente às plantas da família Poaceae (gramíneas). Pertencem a este grupo os capins: capim-cidreira, capim-estrela e o papiro, além de outros.

No grupo das Angiospermas existem duas grandes divisões que são as monocotiledôneas e as dicotiledôneas. Os capins pertencem ao grupo das monocotiledôneas. Este grupo possui, diferentemente das dicotiledôneas, entre outras características, raízes fasciculadas. Já as dicotiledôneas possuem raízes pivotantes.

Raíz Pivotante   Raíz Fasciculada

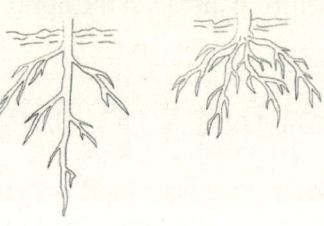

Grama, capim, relva, estas são as formas com as quais normalmente nos referimos a este grupo de plantas tão particulares. Estas duas famílias de capins são extremamente versáteis, pois, através destas centenas de espécies e não fugindo muito a uma morfologia padrão, conseguiram ocupar quase todos os tipos de *habitat*, em todos os climas. Pertencem a estas famílias desde plantas muito pequenas, como a vulgar *Poaannua*, que surge entre as pedras da calçada, até os bambus, que podem exceder 30 metros de altura. Podem ser desde aquáticas, inclusive de águas salgadas, até formar florestas ou viver nas fendas das rochas mais secas e nos desertos. Dentro destas famílias existem muitos gêneros e espécies.[21]

Domínio: Eukaryota
Reino: Plantae
Divisão: Magnoliophyta
Classe: Liliopsida
Subclasse: Commelinidae
Ordem: Poales
Famílias: Poaceae / Cyperacea

---

21. Classificação científica (R. Br. Barnh. 1895).

Estas famílias botânicas são algumas das mais importantes de todas as famílias de plantas para a economia do ser humano, incluindo as gramas de forragem, os grãos (cereais), que são o principal alimento cultivado em torno do mundo, e o bambu usado extensamente para a construção em toda Ásia, além das plantas medicinais, como é o caso do capim-cidreira.

As gramas agriculturais cultivadas para a produção de alimento são chamadas cereais. Os cereais constituem a fonte principal de calorias para os seres humanos e incluem o arroz na Ásia, o milho no México, o trigo e a cevada na Europa e América do Norte. O milho e outros cereais são também cultivados em muitos países para a produção de alimentos para animais, na pecuária.

SUAS FOLHAS

As folhas das gramíneas são alternas, dísticas, alongadas, paralelinérvias, invaginantes, com bainha abarcante fendida. Há duas pequenas expansões na base da lâmina foliar denominadas aurículas. Sua epiderme é rica em silício.

FLORES

As flores das gramíneas são compostas por:

- Androceu (parte masculina), com três estames de anteras grandes, versáteis e de filetes delgados;

- Gineceu (parte feminina), de ovário súpero, unilocular, uniovulado, encimado por dois estigmas plumosos. Indícios de polinização anemófila (pelo vento).

FRUTOS

Na sua grande maioria, os frutos das gramíneas são chamados botanicamente de cariópses; são os grãos que surgem após as flores, como os grãos de trigo.

SIMBOLOGIA DO CAPIM

Como pertencem ao grupo das monocotiledôneas, suas raízes são fasciculares e não axiais ou pivotantes, como as raízes das dicotiledôneas. São raízes que se ramificam mais na superfície do solo e, sendo muito ramificadas nesta posição, aproveitam as águas de chuva que caem no momento presente em vez de absorver as águas antigas que se infiltram no subsolo e ficam ali armazenadas, como é feito pelas raízes profundas das dicotiledôneas.

As essências deste Sistema são extraídas das partes aéreas destas plantas (suas folhas e flores) que estão em contato direto com o terreno (seu clima, vento, umidade, solo, etc.). A água é responsável por conduzir o tipo de energia que formará a flor e a folha. Ela será enviada pela sua raiz, que, como vimos, irá retirar água do momento presente, do ambiente e do entorno daquela planta (daquele momento) e não águas antigas que ficaram armazenadas no fundo do subsolo, com energias antigas. Estas essências poderão, então, agir no organismo, nas emoções ou no nível de consciência das pessoas no momento em que as tomam. Atuam no que está acontecendo no presente da vida da pessoa. Usando apenas as suas flores, atingiremos o emocional, como analogia aos florais; porém, usando-as em conjunto com as folhas, atingiremos também o físico, como analogia à fitoterapia.

As folhas dos capins, como vimos, são sempre compridas e afiladas, com as nervuras retas e paralelas, diferentemente das dicotiledôneas. Cada família então forma um circuito energético específico.

Suas folhas gostam de muito sol e luz. Quando colocamos algo que as cubra totalmente, ficarão sem coloração. As folhas são como as antenas da planta por captarem as radiações da luz do sol e o dióxido de carbono do ar, transmutando-os através da fotossíntese em alimentos e remédios (princípios ativos) e os encaminhando para toda a estrutura, inclusive para as folhas e flores que usaremos para estes compostos.

Estas flores e folhas serão, então, excelentes no preparo destas essências, mesmo porque elas são de muito fácil manuseio, possuem uma altura adequada para se trabalhar com elas, para acessá-las.

As folhas de capim são muito ricas em clorofila e outras substâncias, como o silício, sendo muito importantes na alimentação física e bioenergética do ser. Neste grupo encontramos alimentos, como o trigo, arroz, milho, cana, etc., e também importantes plantas medicinais, como o capim-cidreira.

As flores dos capins são muito diferentes das dicotiledôneas. Como vimos, não possuem cores vibrantes ou pétalas desenvolvidas, mas nem por isso deixam de ser importantes. São muito simples à primeira vista, mas, quando se analisam mais profundamente, percebem-se uma complexidade e beleza sem igual. São extremamente resistentes, muito numerosas e certamente muito eficazes em seu objetivo, que é a reprodução e a manutenção da sua espécie. Adaptam-se a uma variedade enorme de ambientes, temperaturas e condições adversas, indicando que possuem energia e que poderão resolver problemas ou doenças mais resistentes, tanto a nível individual como coletivo, e que atinjam um grande número de pessoas, em qualquer tipo de ambiente. Não podemos então nos deixar enganar pela aparente insignificância destas plantas. Talvez esteja aí a lição que elas tenham a nos transmitir, como nos ensinou sempre nossa mãe Natureza. Um instrumento de cura pode estar debaixo de nossos pés e podemos não ter humildade suficiente para perceber.

As flores dos capins são polinizadas pelo vento, não sendo dependentes de outros animais para se reproduzirem, característica que garante a preservação de sua espécie. Isto mostra que tiveram uma evolução diferente das dicotiledôneas dentro deste grupo vegetal. Devem ter comandos evolutivos diferentes, além de grupos distintos de elementais e espíritos da Natureza cuidando de sua evolução. Este conhecimento é importante no momento de se colher o capim para a elaboração das essências.

Os capins se desenvolvem em ambientes muito diversos e hostis. Crescem onde outras plantas não conseguiriam existir, mostrando sua resistência e adaptabilidade. Em um terreno destruído e devastado, sem nada além do solo nu, quando acreditamos que nada mais nascerá naquele local, a Natureza mostra sua força através destas plantas, pois o capim começa a brotar ali como por encanto e cresce de uma maneira quase que incontrolável.

O capim vem sempre para preparar este terreno para que um dia no futuro volte a se restabelecer o equilíbrio ecológico e aí se forme outro ecossistema natural. Este processo é conhecido como Sucessão Ecológica.

As essências dos terrenos vão auxiliar e preparar o ser humano para as novas energias que estão se estabelecendo no planeta. Não apenas ajudam a curar suas doenças, mas também modificando seu padrão energético.

SUCESSÃO ECOLÓGICA

Vejamos mais detalhadamente este processo ecológico.

Sucessão ecológica é o nome dado à sequência de comunidades vegetais e animais que se instalam em determinado ambiente que foi destruído por algum motivo, isto desde a colonização inicial até a comunidade clímax, que recupera o ecossistema de antes da destruição.

As espécies de cada etapa podem ser diferentes. Existem vários tipos de sucessões, desde quando este processo se inicia a partir da rocha nua, ou em um solo totalmente desprovido de organismos, seja após um desastre ambiental, como, por exemplo, um desabamento, derramamento de lava, uma inundação, ou por ação antrópica.

Em uma sucessão, temos inicialmente as comunidades pioneiras (primeiros seres vivos a ocuparem um substrato), seguida por comunidades intermediárias, que apresentam um nível maior de diversificação, e, finalmente, a comunidade clímax, quando a comunidade atinge o seu grau máximo de desenvolvimento e equilíbrio ou a ele retorna.

Inicialmente temos um predomínio de vegetais com espécies de pequeno porte, resistentes e de fácil dispersão (as gramíneas). Ao atingir o clímax, já temos a presença de animais e vegetais, com predomínio de espécies mais complexas e exigentes.

Como exemplo de uma sucessão, podemos supor a destruição de um terreno pelo homem, que desmata e deixa o solo completamente nu para realizar uma monocultura. Se o homem deixar de interferir, iniciar-se-á a sucessão naquele local. Primeiramente este terreno será formado apenas por solo descoberto e rochas, não apresentando condições para a instalação de um ecossistema maduro com a germinação de árvores e presença de animais.

Entretanto, com o passar do tempo, será possível identificar o estabelecimento de seres vivos pioneiros, geralmente capins, que necessitam de poucos recursos do meio ambiente, e modificarão a superfície deste solo e rochas (auxiliando na preparação e formação deste solo); permitirão a chegada de outros seres vivos, primeiro vegetais de maior porte, pequenos animais, depois arbustos, árvores e animais mais exigentes.

Como vimos, algumas espécies são capazes de habitar determinados locais por mais drásticas que sejam suas intempéries, sendo denominadas de espécies pioneiras, com destaque a muitas variedades de liquens, musgos e gramíneas.

Durante o processo de colonização, estas comunidades pioneiras promovem transformações que possibilitam uma ordenada inserção ou mesmo a substituição de espécies que irão povoar um meio anteriormente inabitável, tornando-o propício e gradativamente mais dinâmico e equilibrado.

Cada comunidade que se estabelece neste ambiente modificará as condições físicas e será modificada ou substituída sucessivamente, até a formação da comunidade clímax, um ecossistema completo e em equilíbrio novamente. Já o movimento contrário da sucessão é a desertificação. Processo no qual a Natureza transforma um ambiente em deserto. Isto acontece em locais onde o ser humano interfere com insistência e interrompe o processo de sucessão por várias e várias vezes.

TEORIA DOS TERRENOS

As essências dos terrenos devem ser indicadas para preparar determinado terreno para a atuação das outras essências, como a das folhas, flores, animais, etc., que virão depois dela, como nos ensinou a sucessão ecológica. Claro que sem água nenhuma vida existiria... Consideramos aqui como terreno o organismo do indivíduo que receberá o tratamento com seus corpos mais densos: físico, etéreo, astral e mental inferior.

O homem deve ser entendido em conjunto com a Natureza: desde seu relacionamento com ela, ou como parte de um processo de evolução desta Natureza, até como um Ser que possui dentro de si todas as características dessa Natureza.

Em analogia com a sucessão ecológica, quando um terreno em determinado ambiente é desequilibrado, passa por uma recuperação natural pelas próprias forças da Natureza em busca do equilíbrio ecológico. Assim, quando um organismo é desequilibrado, deve passar por uma recuperação natural, pelas próprias forças de sua natureza interna, que podemos chamar de sucessão terapêutica, em busca do equilíbrio homeostático.

Assim, como em um terreno, a presença dos elementos da Natureza é muito importante para o equilíbrio biogeoquímico do espaço, alguns elementos também são importantes para o equilíbrio bioquímico do organismo humano.

Segundo a Alquimia, os quatro elementos são a base original de todas as coisas corpóreas, e são eles: o Fogo, a Terra, o Ar e a Água. Foram criados nessa sequência, e, contendo uns aos outros, transformando-se uns nos outros, a água fecha o ciclo contendo todos os outros elementos.

Não existem reações químicas perfeitas sem a presença dos quatro elementos, por isso a importância de se adequar à presença desses elementos para equilibrar a bioquímica do corpo. Toda nossa química pessoal, inclusive da psique, está baseada nas relações que ocorrem entre eles.

Desequilíbrios na presença dos elementos podem causar uma série de sintomas no corpo e até mesmo desconectá-lo da realidade. São os responsáveis pelo bom funcionamento dos chakras e suas reações só serão equilibradas se houver harmonia entre eles.

Os quatro elementos se relacionam entre si em virtude de suas propriedades. Cada um deles possui duas qualidades especiais, a primeira sendo a de reter a própria identidade e a segunda como meio de aceitar o elemento que vem depois:

>Fogo = Quente e seco
>Terra = Seca e fria
>Água = Fria e úmida
>Ar = Úmido e quente

Segundo Agrippa:

> *Os elementos de acordo com duas qualidades contrárias são contrários uns aos outros, como fogo e água, terra e ar. Além disso, os elementos são contrários em outro sentido, pois alguns são pesados, como terra e água, e outros são leves, como ar e fogo.* (AGRIPPA: 2007)

De acordo com o movimento dessas propriedades ou virtudes, como são chamadas pela Alquimia, e que são encontradas em todas as substâncias da criação, poderemos transformar uns elementos em outros. Este movimento está presente na Natureza, em suas estações do ano, nas fases da vida, nas fases da Lua, nos temperamentos humanos, etc.

O Fogo representa a luz que dá vida às coisas e o calor que as torna férteis. Ativo, poderoso, renovador. É a parte iluminada e malvada da natureza das coisas, podendo destruir ou produzir a maioria delas.

A Terra gera tudo em si. Nela estão contidas as sementes e as virtudes seminais de todas as coisas. Ela é a primeira matéria de nossa criação e o remédio capaz de nos restaurar e preservar.

O Ar dá vida e substância a todas as coisas, unindo, movendo e preenchendo-as. Ele recebe em si de modo direto as influências de todos os corpos, as espécies de todas as coisas, naturais ou artificiais, de toda a forma de discurso, e as retêm. Levando-as consigo, entra em outros corpos, deixando neles uma impressão, quer estejam acordados ou adormecidos.

A Água contém o fator gerador de todas as coisas, principalmente dos animais, cuja semente é aquosa. Graças a ela todas as coisas subsistem, são geradas e aumentadas.

Podemos dizer que o nosso temperamento é a expressão da força da natureza vinculada a um determinado elemento. Ele vai nutrindo toda a base de nossa estrutura química, hormonal, impregnando através das nossas reações a nossa personalidade.

O excesso ou a falta de determinados elementos vão trazendo comportamentos, humores e sintomas físicos específicos, que muitas vezes julgamos serem nossos e não passam da expressão de desequilíbrios de elementos. Por isso, ao iniciar um tratamento com estas essências vibracionais, devemos observar um grande movimento em torno dos elementos.

Na Natureza, uma das primeiras comunidades biológicas a aparecerem e começarem a sucessão ecológica são as gramíneas, os capins, que vêm para preparar o terreno para outras comunidades biológicas que virão depois, como as flores, árvores e animais.

Com base no movimento da Natureza, nesta sucessão terapêutica, indicaremos então as essências dos terrenos depois daquelas das águas, para preparar o organismo daquele que queremos fazer voltar ao equilíbrio.

Como existem muitos tipos de terrenos, ou de organismos, e na verdade cada indivíduo tem sua característica própria, faremos aqui uma classificação geral para tornar este trabalho mais prático e eficiente.

Partindo do princípio de que todos os corpos materiais são baseados na dinâmica dos quatro elementos, passaremos a analisar nos terrenos suas condições de:

- luz e temperatura, emitidas pelos raios de sol, que incidam naquele terreno, dependendo da latitude, etc. (o elemento FOGO);
- quantidade de água presente naquele terreno, o que diferencia um brejo de um terreno muito seco (o elemento ÁGUA);
- o tipo de solo, se arenoso, rochoso, etc. (o elemento TERRA);
- fenômenos atmosféricos, como vento, poluição, etc. que afetam diretamente o terreno (o elemento AR).

Assim, teremos em um terreno sempre a presença dos quatro elementos que promoverão as condições ou clima específico daquele ambiente. Estas características específicas é que determinarão as condições físicas e energéticas para o capim poder crescer neste terreno.

Dessa forma, para se escolher a essência dos terrenos mais adequada à determinada pessoa, devem-se analisar bem as condições dos quatro elementos daquele terreno orgânico (daquele organismo). Então vejamos:

- O **elemento fogo**, que representa na Natureza a luz e o calor do sol que incide sobre o terreno, no organismo de um indivíduo será sua vitalidade, sua energia vital e também os sonhos e desejos que impulsionam sua vida, suas ações. A força de criar e fazer. Assim, por exemplo, uma pessoa com muita vitalidade representaria para nós um terreno com muita luz e calor. Já uma pessoa sem vitalidade, representaria para nós um terreno com sombra, com menos calor e luz. Assim, poder-se-iam escolher compostos diferentes para o primeiro e para o segundo casos.

- O **elemento terra** representa a estrutura física da pessoa. Se a pessoa tiver um corpo físico grande e forte, representa um solo rochoso; caso tenha um corpo físico franzino e frágil, será considerado um terreno arenoso. Aqui também o terreno geográfico onde o capim foi colhido será o mais indicado para o tipo de pessoa relacionada com aquele terreno orgânico.

- O **elemento ar** representa o mental da pessoa. Se ela tiver um mental agitado, será relacionada com um terreno com muito vento. Já uma pessoa com mental poluído, será relacionada com um terreno em local com ar poluído, e assim por diante.

- O **elemento água** representa as emoções do indivíduo. Então, pessoas muito emotivas seriam consideradas por nós como um terreno alagado e pessoas menos emotivas, ou com emoções reprimidas, seriam consideradas um terreno mais seco. Assim, um composto feito de capim que nasça preferencialmente em solo úmido, como brejo, seria mais adequado para pessoas do primeiro caso e um composto de capim que nasça em solo mais seco seria mais indicado para pessoas do segundo caso.

Deveremos fazer uma análise detalhada do terreno orgânico de cada pessoa para a escolha das essências dos terrenos mais adequadas. Em cada elemento do terreno podemos encontrar uma escala subdividida em quatro tipos, de acordo com suas qualidades e virtudes. Assim, teremos quatro tipos de terreno associados a cada elemento. Para cada um, teremos uma essência vibracional específica:

- Quatro tipos de essências dos quatro tipos de terrenos com fogo;
- Quatro tipos de essências dos quatro tipos de terrenos com água;
- Quatro tipos de essências dos quatro tipos de terrenos com ar;
- Quatro tipos de essências dos quatro tipos de terrenos com terra.

Além destas 16 essências, teremos mais cinco que serão usadas como harmonizadoras dos terrenos orgânicos, feitas de gramíneas especiais:

- papiro;
- milho;
- capim-estrela;
- bambu;
- trigo.

Cada uma originária de um continente diferente, que representará a ancestralidade encontrada na formação de cada terreno geográfico e nas pessoas, representando o local onde viviam seus antepassados:

- africanos: relacionados ao papiro;
- das Américas: relacionados ao milho;
- nativos do Brasil: relacionados ao capim-estrela;
- do Oriente, como China e sua região: relacionados ao bambu;
- da Europa e parte da Ásia: relacionados ao trigo.

Nosso corpo físico recebe comandos através do seu DNA de até quatro gerações anteriores. Este processo se dá no nível das informações contidas nos genes fixos (cor de olho, cor de cabelo, etc.) e através dos genes voláteis que são responsáveis pela energia volátil que se expressa nos comportamentos, sentimentos, emoções, etc. Padrões estes que são passados de geração em geração e que influenciam na dinâmica da vida do ser. Podemos então afirmar, como já provado cientificamente, que a ancestralidade influencia na formação do terreno orgânico, diferenciando-nos uns dos outros.

Cada organismo carrega em si comandos de seus ancestrais, que são passados através do DNA. Pensando nisso, essas essências apresentam gramíneas específicas para cada continente, contendo as informações das diversas etnias ali presentes, o que diferenciará um terreno alagado da Europa, de um terreno alagado da Ásia, por exemplo. Desta forma, a pessoa ao tomar as essências dos terrenos estará se conectando energeticamente aos terrenos onde viveram seus ancestrais.

OS TERRENOS E OS QUATRO ELEMENTOS

TERRENOS ORGÂNICOS (INDIVÍDUOS) COM FOGO (VITALIDADE):

- **Fogo Quente:** pessoas yang, mais ativas e eufóricas, com muitos desejos e sonhos para sua vida. Estes representam terrenos geográficos que recebem muita luz e calor do Sol, como em um verão. Pessoas com fogo quente podem apresentar uma excitação constante, estão sempre começando novos projetos, têm vitalidade, ação. Dispersam-se diante de muitas atividades, com dificuldade em terminar determinado projeto ou se fixar em alguma coisa.

- **Fogo Frio:** pessoas yang, mais ativas e eufóricas, porém sem muitos desejos e sonhos em sua vida. Representam terrenos geográficos que recebem muita luz, mas pouco calor, sendo mais frio, como em um inverno. Pessoas com fogo frio apresentam uma excitação constante, mas sem determinar para onde canalizar essa energia. Sem ação. São dispersas por estarem sem saber o que fazer, mas ansiosas, impacientes, irritadas pela energia sem ação.

- **Fogo Seco:** pessoas yin, menos ativas e mais depressivas, mas com muitos desejos e sonhos para sua vida. Representam terrenos geográficos que estão na sombra, mas recebem calor seco como no outono. Pessoas com fogo seco não acreditam na sua capacidade em realizar, não conseguem ativar sua coragem interna, apesar de terem sonhos e desejos.

- **Fogo Úmido:** pessoas yin, menos ativas e mais depressivas, porém sem muitos desejos e sonhos em sua vida. Representam terrenos geográficos que estão na sombra e não recebem calor, úmidos como em uma primavera. Pessoas com fogo úmido apresentam a tendência à covardia, falta de coragem para enfrentar seus problemas. Não possuem vontade para experimentar coisas novas. Apáticas, sem brilho, não reagem a estímulos de mudança com facilidade. Costumam apresentar depressão, preguiça, indolência, falta de apetite sexual, anemia, etc.

TERRENOS ORGÂNICOS (INDIVÍDUOS) COM TERRA (CORPO FÍSICO):

- **Terra Quente:** pessoas com físico grande e rígido. Representam terrenos geográficos rochosos. Pessoas com terra quente são apegadas às coisas materiais, ambiciosas; só acreditam no que podem pegar, precisam de segurança material.

- **Terra Fria:** pessoas com corpo magro, comprido, podem ter manchas ou sem pelos, de aparência seca. Representam terrenos geográficos argilosos. Pessoas com terra fria apresentam a tendência à inércia ou à acomodação. Inseguras, não costumam ter muita ambição pessoal. Costumam ter o metabolismo lento atacando o estômago.

- **Terra Seca:** pessoas com físico frágil e delicado. Representam terrenos geográficos de areia. Pessoas com terra seca são desapegadas da matéria. Normalmente não têm sonhos pessoais realizados, não conseguem concretizar seus projetos. Não se gostam fisicamente.

- **Terra Úmida:** pessoas com corpo belo, às vezes com muitos pelos. Representam terrenos geográficos com bastante húmus e matéria orgânica. Pessoas com terra úmida não possuem limites em relação ao seu trabalho e acham que nunca podem parar de produzir e de ganhar dinheiro. Possuem um medo constante de perderem tudo, ou de não darem conta das coisas. Têm o emocional fragilizado e precisam se desapegar.

TERRENOS ORGÂNICOS (INDIVÍDUOS) COM AR (MENTAL):

- **Ar Quente:** pessoas muito agitadas, sua mente não para, muita ansiedade, insônia. Representam terrenos geográficos em locais com vento. Pessoas com ar quente têm uma atividade mental exacerbada, adoram ler, captar informações, falam muito e possuem uma necessidade constante de colocar os seus pontos de vista.

- **Ar frio:** pessoas com mente calma e pensamentos positivos. Representam terrenos geográficos com ar puro e calmo. Pessoas com ar frio são sonhadoras, intelectuais, adoram ler, fazem da mente sua ferramenta de criação e devaneio.

- **Ar Seco:** pessoas com mente lenta. Representam terrenos geográficos com ar parado. Pessoas com ar seco são normalmente desligadas ou sem discernimento. Não gravam informações com clareza na memória, perguntam a mesma coisa várias vezes ou não conseguem entender o óbvio. Costumam agir muitas vezes sem pensar.

- **Ar Úmido:** pessoas com mente negativa e pensamentos mórbidos. Representam terrenos geográficos com ar poluído. Pessoas com ar úmido não conseguem se desligar mentalmente dos problemas que a afligem. Acham que tudo tem uma explicação por meio das palavras. Costumam apresentar problemas nos nervos e glândulas endócrinas.

TERRENOS ORGÂNICOS (INDIVÍDUOS) COM ÁGUA (EMOCIONAL):

- **Água quente:** pessoas que reprimem suas emoções ou não as expressam de nenhuma maneira. Representam terrenos geográficos áridos. Pessoas com água quente acabam contendo as emoções e expressando suas raivas, mágoas, tristezas, em forma de doenças. É o coitadinho de mim, ou aquele que se julga forte demais para sentir determinados sentimentos. Estão sempre se defendendo das ideias dos outros, ou se desculpando de alguma coisa. Costumam apresentar todo o tipo de doença por somatizarem suas emoções.

- **Água Fria:** pessoas com emocional abalado, que choram muito, com muita angústia, medos, irritação ou mágoas. Representam terrenos geográficos alagados como o dos pântanos. Pessoas com água fria são matriarcais e protetoras. Adoram "adotar filhos" para cuidar. Possuem uma personalidade que está sempre se adequando às vontades dos outros.

- **Água Seca:** pessoas racionais que parecem não ter emoções. Representam terrenos orgânicos secos. Pessoas com água seca são os donos da verdade, possuem uma dificuldade em se adaptar a ideias que não sejam suas; céticas, arrogantes, ditadoras.

- **Água Úmida:** pessoas emotivas. Representam terrenos úmidos como o de matas ciliares. Pessoas com água úmida são dramáticas, carentes de afeto, chantagistas emocionais. Necessitam estar sempre rodeadas de pessoas e adoram absorver para si problemas alheios.

O CAPIM-BRACHIARIA

Escolhemos para este trabalho o capim do gênero Brachiaria por ser um capim que se espalhou por todos os lugares, seja em terrenos nas cidades, nas beiras de estradas, em pastagens, no campo e em plantações.

Brachiaria é um gênero botânico pertencente à família Poaceae, subfamília Panicoideae, tribo Paniceae. Nativo da África, foi introduzido no Brasil como forrageira e transformou-se em uma espécie invasora de diversos ecossistemas brasileiros, como o cerrado. O gênero é composto por aproximadamente 200 espécies. Ocorre na Europa, África, Ásia, Australásia, Pacífico, América do Norte e América do Sul.

O gênero Brachiaria tem fornecido importantes espécies forrageiras para as regiões tropicais tanto na África e Austrália e, mais recentemente, na América do Sul. Nestas áreas, espécies de Brachiaria formam pastagens que se adaptam às mais variadas condições de solos, desenvolvendo-se em solos úmidos e férteis, como a B. purpurascens, até em solos pobres de Cerrado sujeitos a secas estacionais, como a B. decumbens.

De um modo geral, pode-se atribuir ao crescente papel que o gênero Brachiaria vem assumindo nas regiões pecuárias às seguintes características:

- são gramíneas de alta produção de matéria seca;
- as principais espécies são estoloníferas (tem um crescimento rasteiro);
- adaptam-se a uma grande gama de tipos de solos;
- não apresentam problemas limitantes de doenças;
- seu crescimento é bem distribuído durante a maior parte do ano.

Para a preparação das essências de terrenos feitas deste capim, qualquer espécie do gênero Brachiaria pode ser utilizada.

ELABORAÇÃO DOS COMPOSTOS INDIVIDUAIS

Depois da análise dos terrenos orgânicos do cliente, o terapeuta irá montar um composto com cinco capins para cada pessoa, contendo:

- uma das quatro essências de terreno relacionada ao fogo, por exemplo fogo úmido;

- uma das quatro essências de terreno relacionada à água, por exemplo água seca;

- uma das quatro essências de terreno relacionada ao ar, por exemplo ar frio;

- uma das quatro essências de terreno relacionada à terra, por exemplo terra úmida;

- e mais uma essência harmonizadora, por exemplo a de papiro.

As essências relacionadas aos quatro elementos serão escolhidas pelas características do terreno orgânico (do organismo do indivíduo), como mencionado, e a essência harmonizadora será escolhida segundo o local onde viviam seus antepassados até a terceira/quarta gerações.

Em casos de muitos ancestrais diferentes ou de não se conhecer seus ancestrais, escolher o que for mais abundante ou ficar como nativo do Brasil se estiver em uma segunda geração neste país. Podemos utilizar gráficos radiestésicos para este fim.

As gramíneas ancestrais escolhidas são as seguintes:

1. MILHO (*ZEA mays*)

O milho é um conhecido cereal cultivado em grande parte do mundo. O milho é extensivamente utilizado como alimento humano ou ração animal por causa de suas qualidades nutricionais. Existem várias espécies e variedades de milho, todas pertencentes ao gênero *Zea*. Também utilizamos o milho como planta medicinal, pois seus estigmas (cabelos) são considerados altamente diuréticos. Todas as evidências científicas levam a crer que seja uma planta de origem americana, já que aí era cultivada desde o período pré-colombiano. É um dos alimentos mais nutritivos que existem, contendo quase todos os aminoácidos conhecidos, com exceção da lisina e do triptofano. Assim usaremos esta gramínea como o elemento harmonizador do solo com seus ancestrais americanos. Todos descendentes até a quarta geração, de toda a América, do Norte, Central e do Sul.

2. CAPIM-ESTRELA (*RYNCHOSPORA speciosa*)

O capim-estrela (ou estrelão, como também é popularmente chamado) é um capim encontrado em várias regiões do Brasil, e pertence à família *Cyperaceae*. Aparece tanto em áreas secas, como no Cerrado, quanto em solos encharcados como as beiras de mananciais, lagos ou riachos.

Por ocorrer apenas no Brasil, escolhemos este capim para indicar como harmonizador dos ancestrais dos indivíduos brasileiros.

3. TRIGO (*TRITICUM spp.*)

O trigo é uma gramínea que se cultiva globalmente. É a segunda maior cultura de cereais, depois do milho, seguida pelo arroz. O grão de trigo é um alimento básico usado para fazer farinha e, com esta, o pão, na alimentação dos animais domésticos e como um ingrediente na fabricação de cerveja. O trigo foi primeiramente cultivado no Crescente Fértil, no Médio Oriente. Os arqueólogos demonstraram que o cultivo do trigo é originário da Síria, Jordânia, Turquia e Iraque. Há cerca de 8 mil anos uma mutação ou hibridização ocorreu, resultando em uma planta com sementes grandes que não podiam espalhar-se pelo vento. Esta planta não poderia vingar como silvestre, porém poderia produzir mais comida para os humanos e, de fato, ela teve maior sucesso que outras plantas com sementes menores e se tornou o ancestral do trigo moderno. Hoje é cultivada em todo mundo. Usaremos esta gramínea para descendentes de europeus e asiáticos de regiões mais frias.

4. BAMBU (*BAMBUSA VULGARIS*)

Bambu é o nome que se dá às plantas da subfamília Bambusoideae, da família das gramíneas (Poaceae ou Gramineae). Essa subfamília se subdivide em duas tribos, a Bambuseae (os bambus chamados lenhosos) e a Olyrae (os bambus chamados herbáceos). As opiniões variam muito e novas espécies e variedades são acrescentadas ano a ano, mas se calcula que existam cerca de 1.250 espécies no mundo, espalhadas entre 90 gêneros, presentes de forma nativa em todos os continentes, menos na Europa. Usaremos esta gramínea em descendentes de asiáticos da região da China, Japão, etc. (etnia dita amarela) e toda Oceania. Habitam uma alta gama de condições climáticas (zonas tropicais e temperadas) e topográficas (do nível do mar até acima de 4 mil metros).

Curiosidades: Depois do ataque com a bomba atômica em Nagasaki, o bambu foi a primeira planta a crescer novamente. Uma única semente de bambu pode formar uma floresta de bambus em 30 ou 40 anos, se for cultivada em condições favoráveis.

5. PAPIRO (*CYPERUS PAPYRUS*)

Papiro é, originalmente, uma planta perene da família das ciperáceas. Por extensão foi também o meio físico usado para a escrita (precursor do papel) durante a Antiguidade, sobretudo no Antigo Egito. Usaremos o papiro para descendentes de pessoas do Continente Africano.

ESSÊNCIAS VIBRACIONAIS DOS TERRENOS

DESERTO (*FOGO QUENTE*)

Esta essência traz vitalidade e movimento.

Indicação: indicada para pessoas que estão sob excitação constante, mas sem ação, o que gera muita ansiedade. Dispersam-se diante de muitas atividades. Têm dificuldade em terminar os projetos ou se fixar em alguma coisa. Coléricas, irritadas, impacientes. No físico vão apresentar hipertensão, nervosismo, dor de cabeça, calcificação nas juntas, etc.

PICO DA MONTANHA (FOGO FRIO)

Esta essência traz a consciência da necessidade de exteriorizar seu poder criativo em ação.

Indicação: indicada para pessoas que precisam canalizar sua energia para realizar suas ideias. Pessoas que não agem, dispersas por não saberem o que fazer, mas ansiosas, impacientes, irritadas pela energia sem ação. No físico, costumam apresentar quadros de insônia, hipertensão, pedra na vesícula, nos rins, etc.

FLORESTA TROPICAL (FOGO SECO)

Esta essência faz a pessoa acreditar em sua capacidade de realizar, trazendo vontade e coragem para fazer.

Indicação: indicada para pessoas que têm sonhos e desejos, mas não conseguem realizá-los; pessoas muito indecisas, não acreditam em si mesmas. Costumam apresentar quadros de depressão, problemas circulatórios, osteoporose, etc.

MATA FECHADA (FOGO ÚMIDO)

Esta essência traz a consciência da necessidade do equilíbrio nos estímulos que nos fazem desejar, para continuarmos nosso caminho evolutivo.

Indicação: indicada para pessoas que estão apáticas, depressivas e sem coragem para resolver os seus problemas. Costumam apresentar depressão, preguiça, falta de apetite sexual, resistência a mudanças, etc.

TERRENOS ROCHOSOS (TERRA QUENTE)

Esta essência irá auxiliar dando um impulso e mostrando o caminho para as pessoas atingirem seus objetivos e conquistas pessoais.

Indicação: indicada para pessoas inseguras, sem ambição pessoal e que precisam fortalecer o corpo. Trabalha a inércia, a acomodação e a segurança material. Indicada também para aqueles que não relaxam nem para dormir. Costumam sentir cãibras, dores musculares, dificuldade para relaxar, bruxismo, tendinites, etc.

TERRENOS ARGILOSOS (TERRA FRIA)

Esta essência trará consciência de que a pessoa está precisando colocar um freio em seus impulsos de ação negativa ou destrutiva.

Indicação: indicada para pessoas muito apegadas, ambiciosas e impulsivas. Costumam ter o metabolismo lento atacando o estômago.

TERRENOS ARENOSOS (TERRA SECA)

Esta essência auxilia a pessoa a tomar consciência de que precisa conseguir realizar as coisas na matéria, mas sem medo de perder o que conquistou. Aumentar a confiança em si mesma e elevar sua autoestima.

Indicação: indicada para aqueles que têm medo da perda e por isso não param de produzir. Costumam ser franzinos e apresentam constantes quedas de resistência, o que gera a presença de gripes ou outras doenças constantes.

TERRENOS ORGÂNICOS (TERRA ÚMIDA)

Esta essência traz a consciência da transmutação de um estágio para outro, da transcendência do seu estado emocional.

Indicação: indicada para pessoas que não conseguiram concretizar os seus sonhos e possuem sua autoestima muito baixa. Costumam ser tensas, acumulam as tensões emocionais no corpo, o que gera dores generalizadas.

PRADARIA (AR QUENTE)

Esta essência faz a pessoa perceber a necessidade do equilíbrio em suas emoções e seu campo mental.

Indicação: indicada para sonhadores, intelectuais. Acalma a mente, a criação e os devaneios. Costumam ter problemas de insônia, hiperatividade mental, dores de cabeça, etc.

FLORESTA DA MONTANHA *(AR FRIO)*

Esta essência traz a consciência, o mental equilibrado, tirando-as de devaneios, sonhos mirabolantes, etc.

Indicação: indicada para pessoas que falam muito, leem muito, pensam muito e precisam relaxar seu campo mental. Costumam ter problemas nos nervos e nas glândulas endócrinas.

VALE *(AR SECO)*

Esta essência traz consciência da necessidade de serenar. Acalmar estes impulsos de movimento para atingir o equilíbrio.

Indicação: indicada para aqueles que tomam atitudes sem discernimento. São desligados mentalmente. Podem apresentar problemas nos nervos, dislexia, dificuldade de aprendizagem, etc.

TERRENOS URBANOS *(AR ÚMIDO)*

Esta essência auxilia a serenar o campo mental. Acalma o emocional alimentado por pensamentos perturbadores.

Indicação: indicada para pessoas que não conseguem se desligar dos problemas que as afligem. Costumam apresentar problemas nos nervos e nas glândulas endócrinas.

CERRADO *(ÁGUA QUENTE)*

Esta essência traz a consciência para o campo emocional, auxiliando no domínio e no equilíbrio das emoções.

Indicação: indicada para pessoas dramáticas, carentes, chantagistas emocionais. Pessoas com o emocional abalado. Costumam apresentar todo o tipo de doença, por somatizarem suas emoções.

PÂNTANO (ÁGUA FRIA)

Esta essência traz a consciência da necessidade de trazer a razão para equilibrar a emoção.

Indicação: indicada para aqueles que se expressam emocionalmente, apresentam exageros no que sentem, vivem se desculpando. O verdadeiro coitadinho de mim. Costumam sentir uma vontade constante de comer, o que provoca problemas digestivos, obesidade, retenção hídrica, etc.

CAATINGA (ÁGUA SECA)

Esta essência traz para a consciência a necessidade de se colocar limites em relação aos outros e trabalhar a autoestima.

Indicação: indicada para os que têm de parar de ajudar os outros. Pessoas emotivas e protetoras que não pensam em si, apenas nos problemas dos outros. Costumam apresentar problemas no sistema nervoso, que podem trazer diferentes tipos de sintomas no corpo todo, problemas digestivos, etc.

MATAS CILIARES (ÁGUA ÚMIDA)

Esta essência traz para a consciência a necessidade de aceitação do outro, de lidar com as diferenças, de se adaptar a situações e pessoas diferentes de si, flexibilidade.

Indicação: indicada para trabalhar pessoas céticas, arrogantes, com dificuldade de adaptação. Costumam apresentar quadros de hipocondria, problemas circulatórios, prisão de ventre, etc.

ESSÊNCIAS VIBRACIONAIS DOS TERRENOS E SUA RELAÇÃO COM OS FATORES DOS ORIXÁS

Não podemos deixar de lembrar que, para cada manifestação natural de qualidades divinas, existe um regente que a mantém e a sustenta energeticamente na Natureza, como já vimos anteriormente.

Para cada tipo de terreno, vamos encontrar expressões fatorais que se manifestam como calor, frio, umidade, que são sustentadas e mantidas em cada elemento por seus representantes divinos, os Orixás. Assim, em cada Essência dos Terrenos, estão representadas as energias sustentadoras dessas qualidades naturais divididas da seguinte maneira:

- **Deserto (Fogo Quente):** esta essência é representada pelo Orixá Xangô. Trabalha com os fatores: abrasador, acendedor, calorificador, flamejador, entre outros.

- **Pico da Montanha (Fogo Frio):** esta essência é representada pelo Orixá Exu. Atua com os fatores: atrofiador, bloqueador, debilitador, entre outros.

- **Floresta Tropical (Fogo Seco):** esta essência é representada pela Orixá Oroiná. Trabalha com os fatores: apurador, consumidor, fundidor, entre outros.

- **Mata Fechada (Fogo Úmido):** esta essência é representada pela Orixá Pombagira. Trabalha com os fatores: estimulador, sedutor, oscilador, incitador, entre outros.

- **Terrenos Rochosos (Terra Quente):** esta essência é representada pelo Orixá Oxóssi. Trabalha com os fatores: habilitador, enxertador, apontador, entre outros.

- **Terrenos Argilosos (Terra Fria):** esta essência é representada pelo Orixá Omolu. Atua com os fatores: adormecedor, definhador, eivador (para infectar), entre outros.

- **Terrenos Arenosos (Terra Seca):** esta essência é representada pela Orixá Obá. Atua com os fatores: fixador, enraizador, condensador, racionalizador, entre outros.

- **Terrenos Orgânicos (Terra Úmida):** esta essência é representada pelo Orixá Obaluaê. Atua com os fatores: alternador, flexibilizador, transmutador, entre outros.

- **Pradaria (Ar Quente):** esta essência é representada pela Orixá Iansã. Atua com os fatores: agitador, aplicador, arrastador, entre outros.

- **Floresta da Montanha (Ar Frio):** esta essência é representada pelo Orixá Oxalá. Atua com os fatores: acalmador, adaptador, acomodador, apassivador, apaziguador, entre outros.

- **Vale (Ar Seco):** esta essência é representada pelo Orixá Ogum. Atua com os fatores: agrupador, capacitador, controlador, coordenador, orientador, entre outros.

- **Terrenos Urbanos (Ar Úmido):** esta essência é representada pela Orixá Logunan. Atua com os fatores: arrefecedor, conduzidor, retomador, entre outros.

- **Cerrado (Água Quente):** esta essência é representada pela Orixá Oxum. Atua com os fatores: abrandador, absorvedor, aproximador, contraidor, entre outros.

- **Pântano (Água Fria):** esta essência é representada pela Orixá Nanã. Trabalha com os fatores: encharcador, empantanador, decantador, aquietador, entre outros.

- **Caatinga (Água Seca):** esta essência é representada pelo Orixá Oxumaré. Trabalha com os fatores: abolidor, dissolvedor, renovador, entre outros.

- **Matas Ciliares (Água Úmida):** esta essência é representada pela Orixá Iemanjá. Atua com os fatores: gerador, aguador, alagador, entre outros.

TABELA DAS ESSÊNCIAS VIBRACIONAIS DE TERRENOS E SUA RELAÇÃO COM OS ORIXÁS

TERRENO	ORIXÁ	CARACTERÍSTICA	SINTOMAS	ESSÊNCIA INDICADA	INDICAÇÃO EM CASOS CRÔNICOS
Fogo Quente Deserto	Xangô	Pessoas muito yang e com muitos sonhos, projetos na vida.	Hipertensão, nervosismo, cefaleia, calcificação nas juntas.	Fogo Frio Pico da Montanha	Água Fria Pântano
Fogo Frio Pico da Montanha	Exu	Pessoas muito Yang, quase sem sonhos e projetos na vida.	Hipertensão, insônia, pedra nos rins e na vesícula.	Fogo Quente Deserto	Ar Quente Pradarias
Fogo Seco Floresta Tropical	Oroiná	Pessoas Yin e com muitos sonhos e projetos.	Depressão, circulação, osteoporose.	Fogo úmido Mata Fechada	Água Úmida Matas Ciliares
Fogo Úmido Mata Fechada	Pombagira	Pessoas Yin e sem quase nenhum sonho e projeto na vida.	Depressão, preguiça, indolência, Falta de apetite sexual.	Fogo Seco Floresta Tropical	Ar Seco Vale

TABELA DAS ESSÊNCIAS VIBRACIONAIS DE TERRENOS E SUA RELAÇÃO COM OS ORIXÁS

TERRENO	ORIXÁ	CARACTERÍSTICA	SINTOMAS	ESSÊNCIA INDICADA	INDICAÇÃO EM CASOS CRÔNICOS
Terra Quente Terrenos Rochosos	Oxóssi	Corpo físico grande e rígido.	Tensão, dores musculares. Tendinite, bruxismo.	Terra Fria Terrenos Argilosos	Ar Frio Floresta da Montanha
Terra Fria Terrenos Argilosos	Omolu	Corpo físico magro e comprido e quase sem pelos.	Inércia, acomodação. Problemas de metabolismo, digestão, estômago, etc.	Terra Quente Terrenos Rochosos	Água Quente Cerrado
Terra Seca Terrenos Arenosos	Obá	Corpo físico frágil e franzino, corpo bem delicado fisicamente.	Baixa resistência, gripes constantes, doenças crônicas.	Terra Úmida Terrenos Orgânicos	Ar Úmido Terrenos Urbanos
Terra Úmida Terrenos Orgânicos	Obaluaê	Corpo físico na média, com mais pelos.	Acumulam tensões emocionais no corpo gerando dores.	Terra Seca Terrenos Arenosos	Água Seca Caatinga

TABELA DAS ESSÊNCIAS VIBRACIONAIS DE TERRENOS E SUA RELAÇÃO COM OS ORIXÁS

TERRENO	ORIXÁ	CARACTERÍSTICA	SINTOMAS	ESSÊNCIA INDICADA	INDICAÇÃO EM CASOS CRÔNICOS
Ar Quente Pradaria	Iansã	Pessoas com mente muito agitada.	Insônia, dores de cabeça, hiperatividade mental.	Ar Frio Floresta Montanha	Fogo Frio Pico da Montanha
Ar Frio Floresta Montanha	Oxalá	Mente mais calma e mais positiva.	Problemas de nervos e glândulas.	Ar Quente Pradaria	Terra Quente Terrenos Rochosos
Ar Seco Vale	Ogum	Mente lenta e devagar.	Problemas de nervos, circulação, dificuldade de aprendizagem.	Ar Úmido Terrenos Urbanos	Fogo Úmido Mata Fechada
Ar Úmido Terrenos Urbanos	Logunan	Mente negativa, podendo ter pensamentos mórbidos.	Problemas de nervos e glândulas endócrinas.	Ar Seco Vale	Terra Seca Terrenos Arenosos

TABELA DAS ESSÊNCIAS VIBRACIONAIS DE TERRENOS E SUA RELAÇÃO COM OS ORIXÁS

TERRENO	ORIXÁ	CARACTERÍSTICA	SINTOMAS	ESSÊNCIA INDICADA	INDICAÇÃO EM CASOS CRÔNICOS
Água Quente Cerrado	Oxum	Pessoas que reprimem muito suas emoções.	Somatizam suas emoções gerando todo tipo de doença.	Água Fria Pântano	Terra Fria Terrenos Argilosos
Água Úmida Matas Ciliares	Iemanjá	Pessoas emotivas e que expressam suas emoções.	Hipocondria, circulação, prisão de ventre.	Água Quente Cerrado	Fogo Quente Deserto
Água Seca Caatinga	Oxumaré	Pessoas muito racionais parecendo não ter emoções.	Problemas do sistema nervoso, que provocam sintomas por todo o corpo.	Água Úmida Matas Ciliares	Terra Úmida Terrenos Orgânicos
Água Fria Pântano	Nanã	Pessoa abalada emocionalmente. Muito angustiada e/ou magoada.	Compulsão alimentar, obesidade, retenção hídrica, problemas digestivos.	Água Seca Caatinga	Fogo Seco Floresta Tropical

AS ESSÊNCIAS VIBRACIONAIS DOS TERRENOS, AS CORES E OS CHAKRAS

Conforme já estudamos, cada chakra possui sua frequência vibratória específica e os relacionamos com as Essências dos Terrenos da seguinte maneira:

- **Chakra Básico: Vermelho**
  Deserto (Fogo Quente)
  Mata Fechada (Fogo Úmido)

- **Chakra Esplênico: Laranja**
  Pico da Montanha (Fogo Frio)
  Floresta Tropical (Fogo Seco)

- **Chakra Gástrico: Amarelo**
  Terrenos Rochosos (Terra Quente)
  Terrenos Argilosos (Terra Fria)
  Terrenos Orgânicos (Terra Úmida)
  Terrenos Arenosos (Terra Seca)

- **Chakra Cardíaco: Verde**
  Cerrado (Água Quente)
  Pântano (Água Fria)
  Caatinga (Água Seca)
  Matas Ciliares (Água Úmida)

- **Chakra Laríngeo: Azul**
  Pradaria (Ar Quente)
  Terrenos Urbanos (Ar Úmido)

- **Chakra Frontal: Índigo**
  Floresta da Montanha (Ar Frio)
  Vale (Ar Seco)

- **Chakra Coronário: Violeta**
  As cinco Essências Ancestrais

INDICAÇÃO E POSOLOGIA

As essências dos terrenos devem ser tomadas após as essências de água e antes das outras, principalmente as de folhas, flores e animais, pois preparam o terreno (organismo) para que as outras essências tenham maior desenvolvimento, aumentando inclusive a sua eficácia. Estas essências trarão consciência dos fatores atuantes de cada terreno em si e despertarão a necessidade de trabalhá-los. No caso de estarem equilibrados, será elaborado o composto conforme foi apresentado anteriormente. Em casos de desequilíbrio evidente, o composto será elaborado de outras formas e será equilibrado de acordo com a necessidade de inibir ou estimular certas características no temperamento da pessoa.

Quando a pessoa apresentar as características do terreno orgânico de um elemento na sua própria virtude (exemplo: Fogo Quente), apresentando sintomas, como irritação, agressividade, ansiedade, e isto estiver lhe causando algum transtorno, significa que ela estará com excesso do elemento. Neste caso, poderemos tratar dando a essência do mesmo elemento e da virtude contrária (exemplo: Fogo Frio) ou o elemento contrário com a virtude contraria (exemplo: Água Fria) em casos mais graves.

A falta do elemento será apresentada quando a pessoa, por exemplo, demonstrar as características de um terreno orgânico de um elemento com as virtudes contrárias (exemplo: Terra Quente) com os sintomas de apego excessivo e tensão. Neste caso poderemos tratar dando a virtude contrária do mesmo elemento (exemplo: Terra Fria) ou o elemento contrário com a virtude contrária (exemplo: Ar Frio), em casos mais graves.

Para equilibrar os terrenos, deveremos ministrar as essências de acordo com a seguinte tabela:

EQUILÍBRIO DOS TERRENOS

TERRENO ORGÂNICO EM EQUILÍBRIO	MESMO ELEMENTO VIRTUDE CONTRÁRIA DESEQUILÍBRIO	ELEMENTO CONTRÁRIO VIRTUDE CONTRÁRIA DESEQUILÍBRIO CRÔNICO
Fogo Quente	Fogo Frio	Água Fria
Fogo Frio	Fogo Quente	Ar Quente
Fogo Seco	Fogo Úmido	Água Úmida
Fogo Úmido	Fogo Seco	Ar Seco
Terra Quente	Terra Fria	Ar Frio
Terra Fria	Terra Quente	Água Quente
Terra Seca	Terra Úmida	Ar Úmido
Terra Úmida	Terra Seca	Água Seca
Ar Quente	Ar Frio	Fogo Frio
Ar Frio	Ar Quente	Terra Quente
Ar Seco	Ar Úmido	Fogo Úmido
Ar Úmido	Ar Seco	Terra Seca
Água Quente	Água Fria	Terra Fria
Água Fria	Água Quente	Fogo Quente
Água Seca	Água Úmida	Terra Úmida
Água Úmida	Água Seca	Fogo Seco

Tomar 21 gotas divididas em sete gotas três vezes ao dia até terminar o vidro de 30 ml.

3

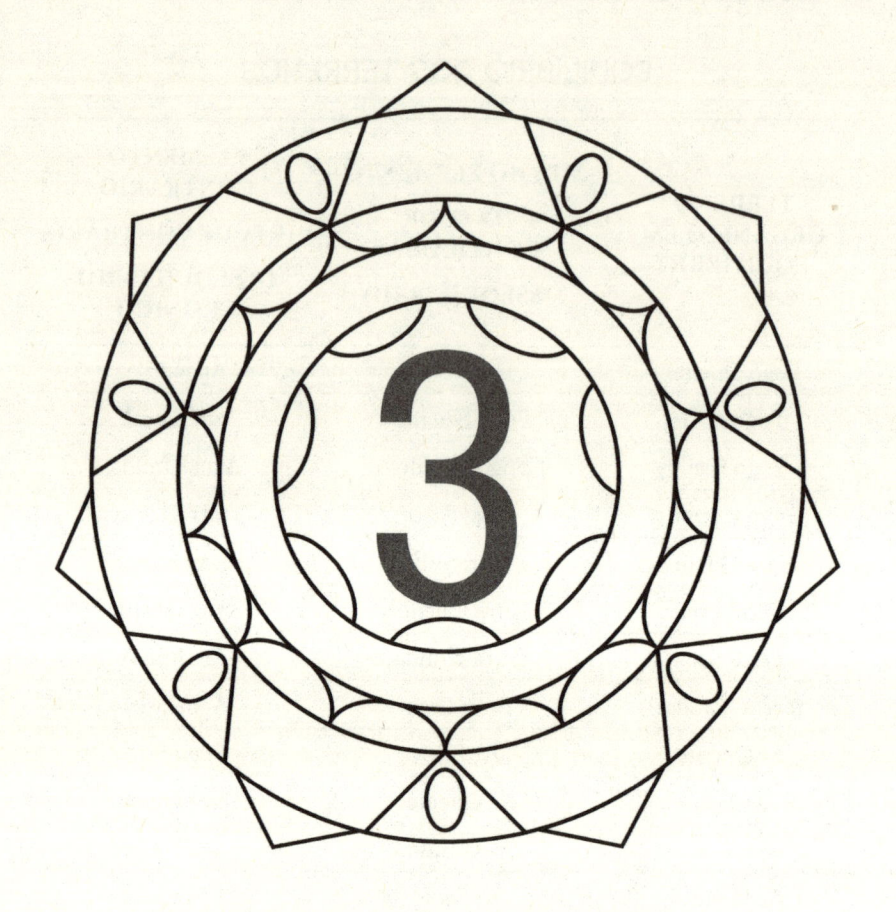

ESSÊNCIAS VIBRACIONAIS DAS FOLHAS

AS FOLHAS

Segundo a sucessão ecológica, após a preparação dos terrenos pelas gramíneas, as próximas comunidades a surgirem serão as ervas, arbustos e árvores. Assim, em nossa sucessão terapêutica, entraremos com as essências vibracionais de folhas.

O Reino Vegetal é um dos maiores grupos de seres vivos que existem na Terra (com cerca de 400 mil espécies conhecidas, incluindo uma grande variedade de ervas, árvores, arbustos, plantas microscópicas, etc.). São, em geral, organismos autotróficos (produzem seu próprio alimento pela fotossíntese) cujas células incluem estruturas especializadas na produção de material orgânico a partir de material inorgânico e da energia solar, os cloroplastos.

Existem cerca de 300 espécies conhecidas de plantas que não realizam a fotossíntese, sendo, pelo contrário, parasitas de plantas fotossintéticas. Na maioria das espécies de plantas verdes, os indivíduos podem reproduzir-se tanto assexuada como sexuadamente, e o homem tirou proveito desta capacidade de reprodução assexuada das plantas, desenvolvendo métodos especializados de agricultura de multiplicação, como a divisão de touceiras, a estaquia, a enxertia.

Com exceção das plantas carnívoras, a maioria das plantas verdes necessita apenas de sais minerais dissolvidos em água, de dióxido de carbono e luz solar como sua nutrição. Com esses ingredientes e sua capacidade de fotossíntese, esses seres vivos conseguem a energia e matéria necessárias para viver. Entre os elementos químicos essenciais para as plantas, chamados macronutrientes, encontram-se o nitrogênio, o fósforo, o magnésio, o cálcio, o potássio e o enxofre. Além desses elementos principais, há outros que, embora sejam absorvidos em pequenas quantidades, são também indispensáveis às plantas, como o boro e o cobalto, chamados de micronutrientes.

As plantas são os produtores de matéria orgânica da cadeia alimentar nos meios marinho, aquático e terrestre. São, portanto, o primeiro elo da cadeia que sustenta todos os demais. Além de fornecer alimento a animais, fungos, bactérias e protistas, as plantas também fornecem abrigo a esses seres e a seus ovos e filhotes. Possuem propriedades nutritivas, ornamentais, medicinais, vestuárias, ecológicas, espirituais, etc.

A lista seria imensa se fôssemos aqui tratar de todas as utilidades das plantas para o homem, para o meio ambiente, para o planeta, sua evolução, sua espiritualidade, etc. Por isso nos deteremos apenas às propriedades medicinais.

Os vegetais possuem propriedades curativas que são utilizadas há milênios por todas as culturas e povos de nosso planeta. Elas se manifestam através de seus princípios ativos (substâncias químicas presentes nas plantas que exercem efeitos farmacológicos) que atuam diretamente no corpo físico e também sutilmente por suas propriedades energéticas que trabalham os corpos sutis.

O procedimento de elaboração das essências vibracionais de folhas é diferente da fitoterapia. O uso de plantas medicinais na fitoterapia exige muitos outros cuidados e precauções, pois são utilizadas substâncias químicas que podem causar danos físicos se ingeridas inadequadamente. Podem causar reações alérgicas aos seus componentes químicos, a dosagem deve ser muito bem controlada e adequada para cada faixa etária pela medida da massa corporal de cada um, uma vez que existe uma dosagem letal para cada uma delas. Existe também uma série de contraindicações, como no caso das gestantes, da interação medicamentosa, entre outras.

Quando as essências vibracionais das folhas são produzidas, não existe atuação direta dos princípios ativos, mas apenas as vibrações destas plantas, seus comandos quânticos, como é o caso da Homeopatia e dos Florais, que também são Vibracionais. As essências vibracionais de folhas são elaboradas com os comandos vibracionais retirados das próprias plantas na natureza, com seus espíritos naturais e entidades.

Segundo Paracelso:

> *O tratamento hermético das plantas, uma vez colhidas, distingue-se totalmente da manipulação farmacêutica ordinária. Seu fim não consiste somente em dispor qualidades físicas dos sucos das plantas, e sim em liberar a força viva, a essência, a alma, ou o bálsamo da planta, conforme diziam os antigos hermetistas.*

Para esse sistema, os aspectos espirituais são muito importantes quando se preparam as essências vibracionais. Quem as prepara deve ter conexão e harmonia com os espíritos da Natureza, pois todo o processo sutil ocorre por intermédio deles. Não é por acaso que os alquimistas chamavam o espírito das plantas de essência.

As plantas possuem uma alma que evolui pelos reinos da natureza e ainda abarcam Espíritos que vivem nela e por ela, como se fossem sua própria identidade. São chamados de seres elementais. Os seres elementais são seres superiores aos elementares puramente instintivos, pois já possuem um corpo energético individualizado.

Segundo Saraceni, os seres elementais possuem a noção da existência de um Divino Criador, assim como respeitam os seres de natureza divina, que lhes são superiores e os guiam em seus processos de evolução. Assim, atuam em nosso benefício se perceberem que somos merecedores e estamos trabalhando em benefício da Natureza.

Destacando sua composição, as plantas superiores, também chamadas Angiospermas, possuem raízes, caules, folhas, flores, frutos e sementes como sua morfologia. Possuem os princípios ativos em todas as suas partes, mas muitas vezes o que se encontra na raiz é diferente do que se encontra na folha, e assim por diante. O mesmo vale para suas propriedades sutis. Muitas vezes a vibração de um composto vibracional de folhas é muito diferente da vibração de um composto vibracional de flores.

Assim, denominamos este composto vibracional de essências de folhas, não por usarmos plantas de porte herbáceo, mas por usarmos apenas as folhas das plantas indicadas. Edward Bach também usava as folhas de certas árvores muito altas e de difícil acesso às flores, para fazer compostos vibracionais específicos.

É muito importante destacar que as folhas são as partes das plantas que realizam o processo da Fotossíntese. A partir de um pouco de água mineral (água e sais minerais do solo) e um pouco de luz solar e gás carbônico, as células especializadas das folhas conseguem realizar a transmutação desses elementos em matéria orgânica, com toda sua gama de cores, aromas e sabores. Sem falar da imensa variedade de formas, tamanhos, texturas, tons. Por isso, as folhas, sendo realmente uma parte importante neste processo das plantas, receberam uma atenção especial em nosso Sistema.

AS ESSÊNCIAS VIBRACIONAIS DE FOLHAS E SUAS UTILIZAÇÕES

Passamos, então, a descrever as essências Vibracionais de Folhas e suas utilizações:

1. AÇAFRÃO

Esta essência eleva a alma fazendo conexão com a terra. Equilibra o corpo emocional, colocando-o em ressonância com o corpo mental. Indicada para pessoas que precisam conquistar o equilíbrio, o bem-estar e a paz interior. Auxilia nas relações sociais positivas e facilita que a pessoa perceba a interligação de todos os seres no planeta.

2. AGRIÃO

Esta essência auxilia nos processos de esgotamento, energia vital fraca, estresse emocional ou mental, excesso de aridez, intelectualismo. Indicada para pessoas que estão com a energia vital enfraquecida, o campo mental exacerbado e precisam se equilibrar.

3. ALECRIM

Esta essência desperta alegria, amor, vontade de viver. Ajuda a diluir mágoas, traumas, negatividade, depressões e tristezas. Auxilia nos processos de aprendizagem, concentração, memória, diminuindo a desatenção e a distração. Indicada para pessoas que estão desanimadas, com falta de vontade, depressão, tristezas e precisam despertar alegria e vitalidade para vencer suas dificuldades.

4. ALFACE

Esta essência é calmante, relaxante, combate estafa física e mental. Indicada para aqueles que precisam relaxar e se acalmar para conseguirem resolver os seus problemas com discernimento.

5. ALFAZEMA

Esta essência é calmante, trabalha a imaturidade, inferioridade, inconstância, insegurança, insatisfação, dificuldades de aprendizagem, tensão por frustração. Indicada para pessoas que precisam amadurecer emocionalmente e, por isso, apresentam comportamentos que precisam ser equilibrados.

6. AMORA

Esta essência trabalha as emoções fragilizadas, o não se sentir amado. Ajuda a retomar o gosto pela vida e iniciar uma nova etapa. Dá apoio nos processos de mudança e durante a menopausa. Indicada para pessoas que vivem no passado, com dificuldade em encerrar ciclos e iniciar novas etapas.

7. ANIS

Esta essência é um calmante do coração. Desperta o amor ao próximo e o altruísmo. Abre o chakra cardíaco. Indicada para pessoas que têm medo de se soltar e de amar. Àqueles que precisam abrir o coração para novos relacionamentos. Aos que precisam se permitir se apaixonar novamente.

8. ARAUCÁRIA

Esta essência trabalha medos, sensação de fracasso, angústia, perda de energia, fraqueza, falta de apetite. Traz relaxamento, libertação, iluminação e elevação espiritual. Indicada para pessoas que precisam alicerçar sua energia, trazendo força de realização e elevação espiritual.

9. ARNICA

Esta essência traz a restauração dos corpos etérico e físico. Ajuda a equilibrar as energias dispersas e promove a regeneração de todos os corpos. Indicada para pessoas que passaram por traumas físicos, ferimentos, pancadas, dores, etc. Pessoas que passaram por traumas emocionais de toda ordem e também para aqueles que passaram por tratamento médico muito longo, ou doenças muito graves, e precisam se recuperar.

10. ARRUDA

É uma essência estimulante. Trabalha todo o tipo de cansaço, esgotamento, vontade fraca, sensação de estar sem energia. Faz também a proteção e a limpeza da aura em casos de energia negativa, absorvida de pessoas ou de ambientes carregados, inveja, obsessores, etc. Indicada para pessoas que têm dificuldade em estabelecer limites, que não sabem dizer não, que acabam absorvendo as energias intrusas dos ambientes e de pessoas desequilibradas energeticamente, causando danos e uma série de sintomas para si mesmas, como dor de cabeça, peso nos ombros, tonturas, enjoo, mal-estar, vontade de bocejar e arrotar, etc.

11. ARTEMÍSIA

Esta essência é depurativa de toxinas físicas e psíquicas. Atua na vontade, na consciência física e é estimulante da energia sexual e reprodutiva. Indicada para pessoas traumatizadas, que precisam readquirir seu equilíbrio psíquico, sua alegria e a vontade de viver.

12. BABOSA

Esta essência trabalha o mental muito ativo, dispersão, pensamentos constantes, não viver o presente. Solidão, inadequação, desvalorização, autoestima baixa. Indicada para pessoas que precisam acalmar o seu campo mental. Pessoas com autoestima baixa, que precisam se valorizar e se priorizar.

13. BÁLSAMO

Esta essência trabalha a expressão emocional. Libera as emoções reprimidas por timidez ou traumas. Restabelece o fluxo da energia emocional. Indicada para pessoas que retêm as próprias emoções ou que não conseguem processar situações desgastantes e precisam enfrentá-las com mais facilidade.

14. BARDANA

Esta essência trabalha a inércia, estagnação, tensão, inferioridade, insegurança. Eleva os níveis das energias física e vital, dando coragem e audácia nas ações. Indicada para pessoas que precisam se valorizar, retomar a autoconfiança e tomar as atitudes necessárias para seguir o seu caminho.

15. BELDROEGA

Esta essência atua como uma vitamina, ampliando nossa energia vital. Regula nosso ritmo interno, respeitando nossa natureza individual. Traz respeito ao ritmo do outro. Indicada para pessoas muito apressadas ou lentas demais, que precisam adquirir segurança em relação ao futuro.

16. BOLDO

Esta essência limpa sentimentos retidos, como mágoas, raivas, rancores. Acalma a impulsividade e a agressividade tempestuosa. Indicada para pessoas com imaturidade emocional, fragilidade psíquica, que se afetam emocionalmente e precisam aprender a se equilibrar.

17. CAFÉ

Esta essência auxilia quando se têm pensamentos desconexos, obstinação mental, irritabilidade, ansiedade, insônia, esgotamento pelo trabalho repetitivo, vício por café, etc. Indicada para pessoas que apresentam estes sintomas e precisam se equilibrar.

18. CALÊNDULA

Esta essência trabalha o autoboicote e é um calmante da agressividade contra si mesmo. Trabalha as carências afetivas e problemas de relacionamento. Auxilia nos bloqueios da criatividade e oscilação entre extremos. Indicada para pessoas que escondem a sua sensibilidade por meio de máscaras ou armaduras emocionais. Pessoas extremamente sensíveis e frágeis.

19. CAMOMILA

Esta essência é calmante e trabalha insônia, tensão, ansiedade, irritação, nervosismo, etc. Tira tensão muscular. Indicada para pessoas que gostam de servir aos outros, mas com sua participação. Pessoas tensas, nervosas, irritadas, que precisam se acalmar. Também é indicada para casos de maternidade com superproteção e nervosismo.

20. CANA-DO-BREJO

Esta essência traz vitalidade, criatividade, resistência diante dos desafios que podem gerar medos e insegurança. Trabalha as carências afetivas, culpas, mágoas e ressentimentos. Harmoniza o relacionamento mãe e filho, inclusive com adotados. Indicada para pessoas que não sentem segurança em resolver seus problemas, são melindradas, sentem-se ofendidas por qualquer coisa, guardando muita raiva e ressentimento.

21. CÂNFORA

Esta essência acalma a mente, melhora o raciocínio e limpa a energia dos ambientes. Indicada para pessoas que precisam acalmar seus pensamentos e assim melhorar o foco e o raciocínio na tomada de decisões.

22. CAPIM-LIMÃO

Esta essência auxilia em casos de depressão, agitação, insônia, estresse, ansiedade. Indicada para pessoas estressadas, agitadas e nervosas que precisam se equilibrar.

23. CAPUCHINHA

Esta essência trabalha as carências afetivas e o carinho pelo toque. Também a vaidade, o orgulho, a arrogância, a superioridade, a indiferença, a solidão. Indicada para pessoas que precisam conquistar humildade, modéstia, sabedoria, criatividade, entre outras virtudes pessoais.

24. CARQUEJA

Esta essência limpa emoções antigas, emotividade exacerbada, preocupação excessiva com pessoas próximas. Medo de que aconteça o pior. Indicada para pessoas que estão intoxicadas por emoções negativas, como raivas, mágoas, medos, etc., e precisam se depurar.

25. CAVALINHA

Esta essência abranda os medos e inseguranças diante das situações cotidianas. Ajuda a eliminar as emoções que não servem mais, mantendo o equilíbrio interno, incentivando a coragem nas ações do dia a dia. Indicada para pessoas inseguras, confusas, com medo de lidar com as emoções e situações que exijam decisões e atitudes.

26. CEBOLA

Esta essência estimula o cérebro e a medula espinhal, fazendo a energia fluir sem obstáculos. Auxilia também a eliminar energias estranhas e intrusas em seu campo mental. Indicada para pessoas que precisam ativar as energias do cérebro, favorecendo a memória, o ritmo dos pensamentos, as sinapses, etc. Também para aqueles que precisam proteger a entrada de pensamentos intrusos na mente.

27. CHAPÉU-DE-COURO

Esta essência dinamiza e limpa a energia vital. Auxilia nos estados de cansaço, estafa, convalescença, intoxicação por drogas, bebidas e fumo, etc. Indicada para pessoas intoxicadas, debilitadas e que querem se recuperar.

28. CITRONELA

Esta essência trabalha os limites, desenvolvendo o senso de individualidade e o respeito por si e pelos outros. Indicada para pessoas centradas excessivamente em si mesmas ou centradas nos outros de forma invasiva. Pessoas pegajosas, que geralmente abusam de espaços e objetos das outras pessoas.

29. COENTRO

Esta essência é estimulante, revitalizadora, mineralizante. Ajuda a colocar o corpo em movimento e tira a pessoa da estagnação diante de mudanças. É também um grande desintoxicante. Indicada para pessoas que estão intoxicadas por todo tipo de agentes nocivos, sejam físicos, mentais, emocionais, etc. É um poderoso regenerador do corpo emocional.

30. CONFREI

Esta essência trabalha a reestruturação, revitalização, reconstrução, recuperação, tendência à autodestruição. Indicada para pessoas que passaram por momentos difíceis e precisam se recuperar. Também para retomada após doenças degenerativas, autoimunes, somatizações psíquicas intensas, etc.

31. DENTE-DE-LEÃO

Esta essência é depurativa, traz força, coragem, ajuda na recuperação de traumas físicos, na perda de energia pelo terceiro chakra. Indicada para pessoas que têm uma visão superficial e grosseira da vida, possuem resistência à terapia floral e precisam de força e coragem para se enfrentar.

32. ERVA-DE-SÃO-JOÃO

Esta essência trabalha a depressão. Sela a aura, protege e afasta a pessoa dos seus medos inconscientes e sonhos inquietantes. Indicada para pessoas que precisam reconquistar a alegria e a vitalidade. Precisam se trabalhar para se fortalecerem e encontrarem sua luz interna.

33. ERVA-DOCE

Traz serenidade, tranquilidade e integração do ser com o agora. Alivia os medos, angústia, apreensão, ansiedade, terror noturno, paranoia, etc. Indicada para pessoas que precisam se equilibrar por tensões geradas por angústias e medos.

34. ERVA-SANTA-MARIA

É uma essência que trabalha a energia de sustentação do indivíduo no mundo. Traz segurança a si mesmo e na Providência Divina. Trabalha o medo do fracasso financeiro, do desemprego, da falta de dinheiro, de recursos para sobrevivência. Indicada para aqueles que têm medo da falta de recursos, são inseguros em relação ao futuro, não confiam em sua capacidade de se sustentar e precisam acreditar mais na Providência Divina.

35. ESPADA-DE-SÃO-JORGE

Esta essência possui uma energia direcionadora ajudando na tomada de decisões. Faz limpeza energética e auxilia na proteção contra energias negativas. Indicada para quem precisa de força e coragem para abrir novos caminhos. Quem precisa de proteção espiritual para enfrentar os desafios de sua vida e ter sustentação para aniquilar aquilo que não deseja mais.

36. ESPINHEIRA-SANTA

Esta essência é um calmante das emoções impulsivas. Integra emoções, sentimentos e razão. Indicada para pessoas que precisam saber parar de ajudar os outros. Que não têm limites em relação a isso, e estão perdendo energia através do chakra gástrico. Acabam alimentando energeticamente os que estão à sua volta.

37. EUCALIPTO

Esta essência auxilia na concretização das ideias e desejos. Indicada para pessoas instáveis emocionalmente que apresentam contradições entre o querer profundo e a prática cotidiana, entre a idealização e a realização concreta. Pessoas que precisam realizar seus desejos.

38. FLAMBOYANT

Esta essência desperta mecanismos de análise e autocrítica. Combate o medo de se conhecer e assumir a personalidade que possui escondida atrás de máscaras, sem se preocupar com julgamentos externos. Indicada para pessoas que precisam conquistar seu espaço de existência e conseguir colocar o foco em si mesmas e não nas outras pessoas.

39. GENGIBRE

Esta essência dinamiza as pessoas para a ação, dá iniciativa e ajuda a colocar os pés no chão. Ativa a energia nas pernas. Estimula a luta pelos ideais e a vencer os obstáculos para atingir os objetivos. Traz o guerreiro interno para a batalha contra os fantasmas internos. Indicada para tratar os estados depressivos e as situações de vícios como fuga da realidade.

40. GERVÃO

Esta essência trabalha todo tipo de agressão física e psíquica, como: punição, injustiça, exigência, ira, rancor, ansiedade, agitação psicomotora infantil. É um anti-inflamatório floral. Indicada para pessoas que precisam se aliviar de emoções fortes, como: raivas, ódio, mágoas, vontade de se vingar, depressão, etc.

41. GUAÇATONGA

Esta essência traz a harmonia dos opostos internos, solta os sentimentos reprimidos, estabelece o equilíbrio interno e a relação interpessoal. Ajuda na autoafirmação e autoaceitação. Fortalece o ego e amplia a criatividade. Desperta a alegria de viver e a criança interna. Indicada para pessoas que não se valorizam, que frequentemente se desequilibram emocionalmente, estão em conflito interno e precisam se harmonizar.

42. GUACO

Esta essência trabalha afetividade, amor universal, plenitude, tranquilidade. Relaxa o quarto chakra diminuindo o acúmulo de energias retidas por mágoas, traumas e ressentimentos. Diminui a pressão no peito gerada por angústia. Indicada para crianças rejeitadas e mal-amadas, que desenvolvem sensibilidade respiratória. Pessoas que não se sentem amadas ou que sofreram rejeição. Aqueles que são inseguros nos relacionamentos.

43. GUINÉ

Esta essência também auxilia na energização da pessoa com sintomas de perda de energia, cansaço, principalmente gerado por vampirismo energético. Faz a limpeza da aura eliminando as cargas recebidas de energias negativas. Indicada para casos de simbiose energética. Pessoas com dependência patológica de terceiros. Não conseguem fazer as coisas sozinhas. Sempre estão dependendo ou pedindo ajuda para alguém.

44. HORTELÃ

Esta essência trabalha a lentidão física e mental, dificuldade de análise interior e de aprendizado. Cria uma abertura no chakra gástrico, facilitando a digestão e a elaboração das emoções. Indicada para pessoas que racionalizam as emoções, ou que as retêm por medo ou vergonha de expressá-las. Para choro reprimido.

45. INSULINA

Esta essência trabalha as carências afetivas, amargura, dificuldade em dar e receber afeto. Indicada para pessoas que têm a tendência a racionalizar as emoções, muitas vezes ficando insensíveis às emoções alheias. Normalmente sofreram privação de afeto e, como defesa, acham que não se entregando aos sentimentos não irão sofrer.

46. JABORANDI

Esta essência é uma forte vitamina. Integra e revitaliza os chakras. Combate a dispersão gerada por cansaço físico e mental. Indicada para pessoas que têm a tendência a separar emoção, sentimento e razão. Precisam aprender a focar a energia em um único objetivo para conseguir concretizá-lo.

47. JURUBEBA

Esta essência trabalha saudades, perdas, recordações do passado, falta dos entes queridos. Indicada para pessoas que sofreram perdas e precisam se recuperar. Precisam se desligar das lembranças do passado para poder se lançar ao futuro.

48. LANTANA

Esta essência auxilia na harmonização de grupos, reuniões e ambientes. Ameniza a tensão causada pela rotina, libera a pessoa de vícios e manias. Indicada para pessoas estressadas, que precisam relaxar e trabalhar em harmonia com seus companheiros.

49. LARANJEIRA

Esta essência é calmante, mas não deixa moleza na pessoa que a toma. Indicada para trazer descontração nas atividades, em pessoas muito tensas e ansiosas.

50. LEVANTE

Esta essência é um poderoso protetor espiritual. Limpa as emoções e sentimentos negativos pessoais e aqueles recebidos por influência de terceiros. Indicada para pessoas que se sentem carregadas, têm pesadelos impressionantes e marcantes, não conseguem dormir bem. Ajuda a equilibrar o campo mental e dar força e energia para que a pessoa se recupere.

51. MACELA

Esta essência é calmante, relaxante, combate estafa física e mental. Auxilia nas dificuldades e bloqueios de aprendizagem. Relaxa o campo mental e acalma os pensamentos. Indicada para pessoas com o mental muito exacerbado, que precisam relaxar e desligar a cabeça dos problemas.

52. MALVA

Esta essência trabalha a rejeição social, exclusão familiar, separatividade, abandono, preconceitos, etc. Indicada para pessoas que passaram ou passam por essas situações e precisam de força e coragem para se equilibrar.

53. MANACÁ

Esta essência faz a pessoa pensar e agir com segurança. Ajuda a se libertar do passado e encerrar ciclos. Abre a mente para novas ideias, novas oportunidades, aumentando a criatividade no trabalho. Indicada para pessoas que estão passando por momentos de mudanças e precisam de coragem e segurança para deixar o novo entrar.

54. MANJERICÃO

Esta essência trabalha dificuldades sexuais, medo de sentir prazer, dificuldades de procriação e bloqueios na energia sexual. Indicada para pessoas com sobrecarga de responsabilidades, sensação de inadequação, desânimo. Pessoas que não se permitem sentir prazer e precisam reconquistar suas potencialidades nesta área.

55. MARACUJÁ

Esta essência trabalha a superstição, medo do sobrenatural, sonambulismo, enurese noturna, bruxismo, pesadelos, mudanças de humores. Traz o equilíbrio dos opostos dentro de si. Indicada para pessoas que estão precisando fazer escolhas e estão com dúvidas. Pessoas medrosas e ansiosas, que precisam equilibrar o corpo espiritual e sua sensibilidade mediúnica.

56. MELISSA

Esta essência é calmante, amplia a visão do momento presente, auxiliando na tomada de decisões. Indicada para pessoas com vontade de melhorar, que buscam a alegria e a felicidade.

57. MIL-FOLHAS

Esta essência faz a limpeza do quarto chakra. Auxilia nos sintomas de depressão, traumas, remorsos, culpas. Faz a proteção para supersensibilidade física, psíquica e espiritual. Indicada para pessoas que têm dificuldades em aceitar mudanças na vida: dentição, puberdade, menopausa, etc. Também para os que se encontram depressivos ou com questões emocionais a serem resolvidas. É relaxante e alivia a pressão no peito causada por questões emocionais.

58. MIRRA

Esta essência trabalha a proteção espiritual, limpando a pessoa e o ambiente de formas-pensamento, miasmas, larvas astrais, etc. É calmante, traz equilíbrio e segurança mental. Indicada para pessoas que precisam ter a mente clara para trazer uma visão mais minuciosa da realidade. Amplia a consciência com equilíbrio e proteção espiritual.

59. MULUNGU

Esta essência é calmante. Auxilia no combate a ansiedade, insônia, tensões emocionais e mental acelerado. Indicada para pessoas extremamente tensas, com o mental acelerado e por isso não conseguem dormir.

60. ORÉGANO

Esta essência serve como relaxante. Acalma a pessoa trazendo uma sensação de tranquilidade. Também é utilizada para desintoxicação física e mental. Indicada para aqueles que precisam relaxar e desintoxicar seu campo mental.

61. PAINEIRA

Esta essência trabalha a sensação de abandono, rejeição, conflito familiar, figura materna. Reestabelece relacionamentos. Transforma o passado em potencialidades para o futuro. Indicada para pessoas que precisam se desligar do passado e seguir o seu próprio caminho, deixando de lado mágoas, ressentimentos, carências, etc.

62. PATA-DE-VACA

Esta essência trabalha o descontrole emocional, alimentação descontrolada e a ansiedade. Indicada para pessoas carentes, ansiosas, que não demonstram as suas emoções. Auxilia na exaustão mental e orgânica.

63. PICÃO

É a essência da autoestima. Trabalha o gostar de si mesmo, respeitar-se, não se culpar, etc. Auxilia no combate à ansiedade, auxilia no controle alimentar, hipocondria, masoquismo, autopunição através do corpo. Indicada para pessoas que precisam se perdoar e parar de se autopunir, gerando somatizações, castrações, autoboicotes, etc.

64. PIMENTA

Esta essência trabalha apatia, resignação, fadiga, insensibilidade emocional, rigidez nas expectativas. Indicada para pessoas que se encontram estagnadas, com medo de ousar e sem coragem para tomar decisões e fazer as mudanças necessárias.

65. POEJO

Esta essência limpa mágoas retidas, sentimentos de abandono, falta de vontade, medo de viver, etc. Ajuda a retomar o amor, o equilíbrio e a beleza. Protege as relações afetivas. Indicada para crianças com sentimento de rejeição e mal-amadas. Também para pessoas que precisam resolver as questões citadas.

66. QUARESMEIRA

Esta essência traz proteção espiritual para médiuns e sensitivos e ajuda a pessoa a relaxar em meditação. Indicada para pessoas que precisam equilibrar a mediunidade e proteger seu campo espiritual.

67. QUEBRA-DEMANDA

Esta essência também é um protetor espiritual. É um quebrador de demandas ou magias mentais projetadas como inveja e olho gordo. Indicada para pessoas que estão sendo vítimas de atentados espirituais, magias, ou qualquer outro tipo de manipulação energética.

68. QUEBRA-PEDRA

Esta essência trabalha o excesso de perfeccionismo, autorrepressão, teimosia, cristalização mental, rigidez. Indicada para pessoas sistemáticas e metódicas, muito rígidas consigo mesmas e com os outros, que precisam deixar a energia fluir sem o seu controle.

69. ROMÃ

Esta essência ajuda na compreensão dos sonhos e dos conteúdos inconscientes. Faz a proteção do indivíduo enquanto ele dorme. Indicada para pessoas que sofrem ataques energéticos durante a noite, costumam ter sono agitado, muitos sonhos e pesadelos, e precisam se proteger.

70. SABUGUEIRO

Esta essência trabalha o medo dos descontroles físico e psíquico, estados obsessivos, tremores, tiques, agitação, pesadelos, enurese noturna, insegurança diante da necessidade de tomada de decisões rápidas, etc. Indicada para pessoas que precisam se equilibrar emocionalmente e que se sentem ameaçadas ou inseguras no seu cotidiano.

71. SALSA

Esta essência atua como estimulante da sexualidade. Auxilia em casos de desânimo, apatia, renovando as energias. Indicada para pessoas que precisam de energia para retomar o prazer e a disposição para a vida.

72. SÁLVIA

Esta essência regenera a energia vital e dá força e disposição para a pessoa. Trabalha as dificuldades de aprendizagem, a repetição de erros, a memória, a tomada de decisões. Indicada para pessoas que precisam retomar suas energias, resolver assuntos pendentes, trazer disposição, e é um vitalizador na velhice.

73. SERRALHA

Esta essência trata depressões com causas definidas, pessimismo, desânimo, negativismo, desistir com facilidade, decepção com os outros, amor-próprio ferido, etc. Indicada para pessoas que se encontram nessas situações e precisam de força para se recuperar.

74. SETE-SANGRIAS

Esta essência é estimulante, renova a energia. Combate a apatia, a falta de vontade para lutar. Traz energia de vitalidade e retoma a disposição e a vontade. Indicada para aqueles que passaram por perda de energia e precisam retomar sua disposição e vitalidade.

75. TANCHAGEM

Esta essência dá iniciativa para aqueles que esperam ajuda dos outros e dos aspectos externos para resolver os seus problemas. Trabalha o medo da vida, dos riscos, do novo, do futuro, das surpresas e do inesperado. Indicada para pessoas que têm medo do futuro e precisam de estímulo para bancarem a sua própria vida.

76. TRAPOERABA

Esta essência ativa a circulação, trazendo clareza mental e segurança ao caminhar. Indicada para pessoas que sentem medo da fraqueza física e estão com os reflexos prejudicados. Para pessoas da terceira idade. Também para aqueles que precisam colocar os pés no chão e dar conta de sua realidade.

77. ZEDOÁRIA

Esta essência auxilia na digestão das emoções. Ajuda a pessoa a elaborar internamente o que foi absorvido pelos corpos emocionais e mentais, e desta maneira aquietar e equilibrar seu eu interno. Indicada para aqueles que precisam digerir suas emoções, os acontecimentos, as situações desconfortáveis, etc. Aos que precisam se equilibrar e aquietar o corpo emocional.

ESSÊNCIAS VIBRACIONAIS DE FOLHAS E OS FATORES DOS ORIXÁS

Como fizemos anteriormente com as outras essências, relacionaremos as Essências de Folhas com seus respectivos fatores dos Orixás. Lembramos que as folhas podem estar relacionadas a vários Orixás diferentes ao mesmo tempo, mas neste sistema estarão selecionadas de acordo com a energia específica regida pelo fator divino de cada essência. Temos então:

- **Açafrão:** trabalha na irradiação da Orixá Oroiná com os fatores: energizador, afogueador, incandescedor, entre outros.

- **Agrião:** trabalha na irradiação do Orixá Ogum com os fatores: regulador, potencializador, fortalecedor, entre outros.

- **Alecrim:** trabalha na irradiação do Orixá Oxóssi com os fatores: canalizador, enxertador, habilitador, entre outros.

- **Alface:** trabalha na irradiação da Orixá Iansã com os fatores: removedor, mobilizador, dissipador, entre outros.

- **Alfazema:** trabalha na irradiação da Orixá Iemanjá com os fatores: maleabilizador, fluidificador, gerador, entre outros.

- **Amora:** trabalha na irradiação da Orixá Pombagira com os fatores: estimulador, incitador, almejador, entre outros.

- **Anis:** trabalha na irradiação da Orixá Iemanjá com os fatores: aguador, ancorador, fluidificador, entre outros.

- **Araucária:** trabalha na irradiação da Orixá Iansã com os fatores: removedor, mobilizador, eletrizador, entre outros.

- **Arnica:** trabalha na irradiação do Orixá Oxalá com os fatores: calibrador, reparador, repositor, restaurador, entre outros.

- **Arruda:** trabalha na irradiação do Orixá Ogum com os fatores: arrancador, fechador, quebrador, trancador, extirpador, extinguidor, entre outros.

- **Artemísia:** trabalha na irradiação da Orixá Oroiná com os fatores: aquecedor, ajuizador, energizador, consumidor, entre outros.

- **Babosa:** trabalha na irradiação do Orixá Obaluaê com os fatores: alterador, sedimentador, elaborador, entre outros.

- **Bálsamo:** trabalha na irradiação da Orixá Oxum com os fatores: reduzidor, harmonizador, abrandador, entre outros.

- **Bardana:** trabalha na irradiação do Orixá Exu com os fatores: vigorizador, apagador, envolvedor, entre outros.

- **Beldroega:** trabalha na irradiação da Orixá Nanã com os fatores: amadurecedor, evoluidor, transmutador, entre outros.

- **Boldo:** trabalha na irradiação do Orixá Oxalá com os fatores: acalmador, apassivador, descarregador, modelador, entre outros.

- **Café:** trabalha na irradiação do Orixá Oxumaré com os fatores: refazedor, renovador, dissolvedor, entre outros.

- **Calêndula:** trabalha na irradiação da Orixá Oxum com os fatores: abrandador, aproximador, enlaçador, estreitador, entre outros.

- **Camomila:** trabalha com a irradiação da Orixá Oxum com os fatores: adequador, sensibilizador, harmonizador, entre outros.

- **Cana-do-brejo:** trabalha na irradiação da Orixá Iansã com os fatores: ligador, laçador, tecedor, dissipador, entre outros.

- **Cânfora:** trabalha na irradiação da Orixá Logunã com os fatores: conduzidor, voltador, retornador, entre outros.

- **Capim-limão:** trabalha na irradiação do Orixá Oxalá com os fatores: acalmador, apassivador, organizador, entre outros.

- **Capuchinha:** trabalha na irradiação da Orixá Logunan com os fatores: voltador, revertedor, conduzidor, entre outros.

- **Carqueja:** trabalha na irradiação do Orixá Ogum com os fatores: reformador, fortalecedor, extinguidor, rompedor, entre outros.

- **Cavalinha:** trabalha na irradiação do Orixá Oxumaré com os fatores: dissolvedor, solubilizador, renovador, entre outros.

- **Cebola:** trabalha na irradiação do Orixá Exu com os fatores: separador, envolvedor, desmanchador, entre outros.

- **Chapéu-de-couro:** trabalha na irradiação da Orixá Iemanjá com os fatores: lavador, aguador, fluidificador, entre outros.

- **Citronela:** trabalha na irradiação do Orixá Exu com os fatores: bloqueador, desmanchador, distanciador, isolador, entre outros.

- **Coentro:** trabalha na irradiação do Orixá Oxalá com os fatores: concentrador, reparador, saturador, entre outros.

- **Confrei:** trabalha na irradiação da Orixá Obá com os fatores: fixador, concentrador, armazenador, entre outros.

- **Dente-de-leão:** trabalha na irradiação do Orixá Oxumaré com os fatores: renovador, refazedor, dissolvedor, entre outros.

- **Erva-de-são-joão:** trabalha na irradiação do Orixá Xangô com os fatores: purificador, equilibrador, acendedor, entre outros.

- **Erva-doce:** trabalha na irradiação do Orixá Oxalá com os fatores: tranquilizador, restaurador, acalmador, entre outros.

- **Erva-de-santa-maria:** trabalha na irradiação da Orixá Oroiná com os fatores: aquecedor, energizador, ajuizador, entre outros.

- **Espada-de-são-jorge:** trabalha na irradiação do Orixá Ogum com os fatores: coordenador, fechador, escudador, orientador, ordenador, entre outros.

- **Espinheira-santa:** trabalha na irradiação do Orixá Ogum com os fatores: extinguidor, integralizador, rompedor, entre outros.

- **Eucalipto:** trabalha na irradiação da Orixá Logunan com os fatores: temporalizador, congelador, conduzidor, entre outros.

- **Flamboyant:** trabalha na irradiação da Orixá Iansã com os fatores: ligador, mobilizador, circulador, entre outros.

- **Gengibre:** trabalha na irradiação dos Orixás Oxalá e Oxum com os fatores: contraidor, atador, germinador, mineralizador, entre outros.

- **Gervão:** trabalha na irradiação do Orixá Omolu com os fatores: filtrador, estabilizador, extenuador, entre outros.

- **Guaçatonga:** trabalha na irradiação da Orixá Iansã com os fatores: dissipador, mobilizador, agitador, entre outros.

- **Guaco:** trabalha na irradiação da Orixá Iemanjá com os fatores: fluidificador, maleabilizador, aguador, entre outros.

- **Guiné:** trabalha na irradiação do Orixá Ogum com os fatores: retedor, rompedor, quebrador, inibidor, entre outros.

- **Hortelã:** trabalha na irradiação do Orixá Oxalá com os fatores: apaziguador, restaurador, moderador, repositor, entre outros.

- **Insulina:** trabalha na irradiação da Orixá Iemanjá com os fatores: maleabilizador, aguador, ancorador, entre outros.

- **Jaborandi:** trabalha na irradiação do Orixá Xangô com os fatores: purificador, reforçador, equilibrador, entre outros.

- **Jurubeba:** trabalha na irradiação do Orixá Obaluaê com os fatores: elaborador, saneador, transmutador, entre outros.

- **Lantana:** trabalha na irradiação do Orixá Xangô com os fatores: graduador, purificador, equilibrador, entre outros.

- **Laranjeira:** trabalha na irradiação da Orixá Pombagira com os fatores: esmaecedor, aprazedor, incitador, entre outros.

- **Levante:** trabalha na irradiação do Orixá Xangô com os fatores: equilibrador, reforçador, purificador, reforçador, entre outros.

- **Macela:** trabalha na irradiação do Orixá Oxalá com os fatores: acalmador, apassivador, descarregador, entre outros.

- **Malva:** trabalha na irradiação do Orixá Oxalá com os fatores: regenerador da energia vital, reunidor, sublimador, apassivador, entre outros.

- **Manacá:** trabalha na irradiação da Orixá Nanã com os fatores: decantador, evoluidor, amadurecedor, entre outros.

- **Manjericão:** trabalha na irradiação da Orixá Iansã com os fatores: agitador, acelerador, ligador, movimentador, mobilizador, entre outros.

- **Maracujá:** trabalha na irradiação do Orixá Oxalá com os fatores: acalmador, pacificador, repositor, entre outros.

- **Melissa:** trabalha na irradiação da Orixá Oxum com os fatores: reduzidor, harmonizador, abrandador, entre outros.

- **Mil-folhas:** trabalha na irradiação do Orixá Oxalá com os fatores: sublimador, restaurador, vitalizador, reparador, entre outros.

- **Mirra:** trabalha na irradiação do Orixá Ogum com os fatores: ordenador, orientador, potencializador, fortalecedor, entre outros.

- **Mulungu:** trabalha na irradiação do Orixá Exu com os fatores: apagador, obstruidor, bloqueador, entre outros.

- **Orégano:** trabalha na irradiação do Orixá Omolu com os fatores: adormecedor, estabilizador, neutralizador, entre outros.

- **Paineira:** trabalha na irradiação do Orixá Oxalá com os fatores: descarregador, organizador, finalizador, entre outros.

- **Pata-de-vaca:** trabalha na irradiação da Orixá Iemanjá com os fatores: ancorador, maleabilizador, fluidificador, entre outros.

- **Picão:** trabalha na irradiação do Orixá Obaluaê com os fatores: elaborador, flexibilizador, saneador, entre outros.

- **Pimenta:** trabalha na irradiação do Orixá Exu com os fatores: vigorizador, apimentador, desencadeador, inclinador, entre outros.

- **Poejo:** trabalha na irradiação do Orixá Oxalá com os fatores: apassivador, pacificador, vivificador, entre outros.

- **Quaresmeira:** trabalha na irradiação da Orixá Nanã com os fatores: transmutador, evoluidor, amadurecedor, entre outros.

- **Quebra-demanda:** trabalha na irradiação do Orixá Ogum com os fatores: quebrador, rompedor, fechador, estirpador, entre outros.

- **Quebra-pedra:** trabalha na irradiação do Orixá Xangô com os fatores: abalador, derretedor, purificador, entre outros.

- **Romã:** trabalha na irradiação da Orixá Iansã com os fatores: acelerador, aplicador, agitador, entre outros.

- **Sabugueiro:** trabalha na irradiação do Orixá Omolu com os fatores: estabilizador, neutralizador, consolidador, entre outros.

- **Salsa:** trabalha na irradiação do Orixá Exu com os fatores: vigorizador, envolvedor, apimentador, entre outros.

- **Sálvia:** trabalha na irradiação do Orixá Obaluaê com os fatores: elaborador, transmutador, saneador, entre outros.

- **Serralha:** trabalha na irradiação da Orixá Oroiná com os fatores: energizador, aquecedor, afogueador, entre outros.

- **Sete-sangrias:** trabalha na irradiação da Orixá Nanã com os fatores: transmutador, evoluidor, amadurecedor, entre outros.

- **Tanchagem:** trabalha na irradiação da Orixá Iemanjá com os fatores: fluidificador, ancorador, gerador, entre outros.

- **Trapoeraba:** trabalha na irradiação da Orixá Obá com os fatores: enraizador, concentrador, fixador, aterrador, entre outros.

- **Zedoária:** trabalha na irradiação do Orixá Oxóssi com os fatores: apontador, enxertador, afinador, entre outros.

RELAÇÃO DAS ESSÊNCIAS VIBRACIONAIS DE FOLHAS, AS CORES E OS CHAKRAS

De acordo com a atuação das essências vibracionais de Folhas, podemos relacioná-las com os respectivos chakras:

CHAKRA BÁSICO – VERMELHO

- **Arruda:** trabalha com a vitalidade, faz também a proteção e a limpeza da aura.

- **Citronela:** ajuda estabelecer os limites, desenvolvendo o senso de individualidade e o respeito por si e pelos outros.

- **Erva-de-santa-maria:** trabalha a energia de sustentação do indivíduo no mundo e os recursos financeiros. Traz segurança em si mesmo e na Providência.

- **Espada-de-são-jorge:** ajuda na tomada de decisões. Faz a limpeza energética e protege contra energias negativas.

- **Guiné:** auxilia na energização em casos de perda de energia, principalmente gerada por vampirismo energético, e também faz a limpeza da aura.

- **Levante:** protetor espiritual. Limpa as emoções e os sentimentos negativos pessoais e aqueles recebidos por influência de terceiros.

- **Mirra:** proteção espiritual, limpa a pessoa e o ambiente de formas-pensamento, miasmas, larvas astrais, etc.

- **Picão:** é a essência da autoestima. Trabalha o gostar de si mesmo, respeitar-se, não se culpar. Estimula a autopreservação.

- **Pimenta:** trabalha apatia, resignação, fadiga, insensibilidade emocional, rigidez nas expectativas.

- **Quebra-demanda:** protetor espiritual. É um quebrador de demandas ou magias mentais projetadas, como inveja e olho gordo.

- **Trapoeraba:** ativa a circulação, trazendo clareza mental e segurança ao caminhar.

CHAKRA ESPLÊNICO – LARANJA

- **Alecrim:** desperta alegria, amor, vontade de viver. Traz o desejo, o prazer, as alegrias para a vida.

- **Amora:** ajuda a retomar o gosto pela vida e iniciar nova etapa. Dá apoio nas mudanças e na menopausa.

- **Artemísia:** depurativa de toxinas físicas e psíquicas. Atua na vontade, na consciência física e é estimulante da energia sexual e reprodutiva.

- **Beldroega:** atua como uma vitamina, ampliando nossa energia vital.

- **Cana-do-brejo:** traz vitalidade, criatividade, resistência diante dos desafios que podem gerar medos e inseguranças.

- **Cavalinha:** abranda os medos e inseguranças diante das situações cotidianas. Incentiva a coragem nas ações do dia a dia.

- **Confrei:** faz a reestruturação, revitalização, reconstrução, recuperação em processos com tendência à autodestruição.

- **Erva-de-são-joão:** trabalha a depressão. Sela a aura, protege e afasta a pessoa dos seus medos inconscientes e sonhos inquietantes.

- **Jaborandi:** é uma forte vitamina. Integra e revitaliza os chakras. Combate a dispersão gerada por cansaço físico e mental.

- **Manjericão:** trabalha dificuldades sexuais, medo de sentir prazer, dificuldades de procriação e bloqueios nesse campo.

- **Quebra-pedra:** trabalha o excesso de perfeccionismo, autorrepressão, teimosia, cristalização mental, rigidez.

CHAKRA GÁSTRICO – AMARELO

- **Açafrão:** esta essência eleva a alma fazendo conexão com todos os seres do planeta. Equilibra o corpo emocional, colocando-o em ressonância com o corpo mental.

- **Bálsamo:** trabalha a expressão e a digestão emocional. Libera as emoções reprimidas por timidez ou traumas.

- **Boldo:** limpa sentimentos retidos, como mágoas, raivas, rancores. Acalma a impulsividade, a agressividade tempestuosa.

- **Carqueja:** limpa emoções antigas, emotividade exacerbada, preocupação excessiva com pessoas próximas. Medo de que aconteça o pior.

- **Espinheira-santa:** é um calmante das emoções impulsivas. Integra emoções, sentimentos e razão.

- **Hortelã:** cria uma abertura no chakra gástrico, facilitando a digestão e a elaboração das emoções.

- **Insulina:** trabalha as carências afetivas, amargura, dificuldade em dar e receber afeto.

- **Pata-de-vaca:** trabalha a compulsão, a alimentação descontrolada e a ansiedade.

- **Sabugueiro:** trabalha o medo do descontrole físico e psíquico, estados obsessivos, tremores, tiques, agitação, pesadelos, enurese noturna, insegurança diante de decisões rápidas, etc.

- **Sálvia:** regenera a energia vital, dá força e disposição para a pessoa e auxilia na preservação do eu.

- **Zedoária:** auxilia na digestão das emoções. Ajuda a aquietar e equilibrar seu eu interno.

CHAKRA CARDÍACO – VERDE

- **Agrião:** auxilia nos processos de esgotamento, energia vital fraca, estresse emocional ou mental, excesso de aridez, intelectualismo.

- **Anis:** é um calmante do coração. Desperta o amor ao próximo e altruísmo. Abre o chakra cardíaco.

- **Arnica:** traz a restauração dos corpos etérico e físico. Ajuda a equilibrar as energias dispersas e faz a regeneração em todos os corpos.

- **Calêndula:** é um calmante da agressividade contra si mesmo. Trabalha as carências afetivas e problemas de relacionamento.

- **Capuchinha:** trabalha as carências afetivas e o carinho pelo toque. Também auxilia nos processos ligados à vaidade, orgulho, arrogância, superioridade, indiferença e solidão.

- **Eucalipto:** auxilia na concretização das ideias e desejos. Limpa e abre o peito para as emoções fluírem melhor.

- **Guaco:** trabalha a afetividade, o amor universal, a plenitude, a tranquilidade. Relaxa o quarto chakra diminuindo o acúmulo de energias retidas por mágoas, traumas, ressentimentos e angústia.

- **Jurubeba:** trabalha saudades, perdas, recordações do passado, falta dos entes queridos.

- **Mil-folhas:** faz a limpeza do quarto chakra. Auxilia nos sintomas de depressão, traumas, remorsos, culpas. Faz a proteção para supersensibilidades física, psíquica e espiritual.

- **Poejo:** limpa mágoas retidas, sentimentos de abandono, falta de vontade, medo de viver, etc. Ajuda a retomar o amor, o equilíbrio e a beleza. Protege as relações afetivas.

- **Sete-sangrias:** é estimulante, renova a energia, combate a apatia, a falta de vontade para lutar. Traz energia de vitalidade e retoma a disposição e a vontade.

CHAKRA LARÍNGEO

- **Bardana:** trabalha os processos de inércia, estagnação, tensão, inferioridade, insegurança. Eleva o nível de energia física e vital, dando coragem e audácia nas ações.

- **Chapéu-de-couro:** dinamiza e limpa a energia vital. Auxilia nos estados de cansaço, estafa, convalescença, intoxicação por drogas, bebidas e fumo, etc.

- **Coentro:** desintoxicante, estimulante, revitalizante e mineralizante. Ajuda a colocar o corpo em movimento e tira a pessoa da estagnação diante de mudanças.

- **Dente-de-leão:** depurativa, traz força, coragem, ajuda na recuperação de traumas físicos, na perda de energia pelo terceiro chakra.

- **Gengibre:** dinamiza as pessoas para a ação, dá iniciativa e ajuda a colocar os pés no chão. Ativa a energia nas pernas. Estimula a luta pelos ideais e a vencer os obstáculos para atingir os objetivos. Traz o guerreiro interno para a batalha contra os fantasmas internos.

- **Gervão:** trabalha todo tipo de processo de agressão física e psíquica, como: punição, justiça, exigência, ira, rancor, ansiedade, agitação psicomotora infantil.

- **Guaçatonga:** traz a harmonia dos opostos internos, solta os sentimentos reprimidos, estabelece o equilíbrio e a relação interpessoal. Ajuda na autoafirmação e autoaceitação.

- **Malva:** trabalha a rejeição social, exclusão familiar, separatividade, abandono, preconceitos, etc.

- **Salsa:** atua como estimulante da sexualidade. Auxilia em casos de desânimo, apatia, renovando as energias.

- **Serralha:** trata depressões com causas definidas, pessimismo, desânimo, negativismo, desistir com facilidade, decepção com os outros, amor-próprio ferido, etc.

- **Tanchagem:** dá iniciativa para aqueles que esperam ajuda dos outros e dos aspectos externos para resolver os seus problemas. Trabalha o medo da vida, dos riscos, do novo, do futuro, das surpresas e do inesperado.

CHAKRA FRONTAL

- **Alface:** calmante, relaxante, combate estafas física e mental.

- **Camomila:** calmante, trabalha insônia, tensão, ansiedade, irritação, nervosismo, etc. Tira tensão muscular.

- **Capim-limão:** auxilia em casos de depressão, agitação, insônia, estresse, ansiedade.

- **Erva-doce:** traz serenidade, tranquilidade e integração do ser com o agora. Alivia os medos, angústia, apreensão, ansiedade, terror noturno, paranoia, etc.

- **Lantana:** auxilia na harmonização de grupos, reuniões e ambientes. Ameniza a tensão causada pela rotina, libera a pessoa de vícios e manias.

- **Laranjeira:** é calmante sem deixar moleza na pessoa que toma.

- **Macela:** calmante, relaxante, combate estafas física e mental. Auxilia nas dificuldades e bloqueios de aprendizagem. Relaxa o campo mental e acalma os pensamentos.

- **Maracujá:** trabalha a superstição, medo do sobrenatural, sonambulismo, enurese noturna, bruxismo, pesadelos, mudanças de humor. Traz o equilíbrio dos opostos dentro de si.

- **Melissa:** calmante, amplia a visão do momento presente, auxiliando na tomada de decisões.

- **Mulungu:** calmante. Auxilia no combate a ansiedade, insônia, tensões emocionais e mental acelerado.

- **Orégano:** relaxante. Acalma a pessoa trazendo uma sensação de tranquilidade. Também é utilizado para desintoxicação física e mental.

CHAKRA CORONÁRIO

- **Alfazema:** esta essência é calmante, trabalha a imaturidade, inferioridade, inconstância, insegurança, insatisfação, dificuldades de aprendizagem, tensão por frustração.

- **Araucária:** trabalha medos, sensação de fracasso, angústia, perda de energia, fraqueza. Traz relaxamento, libertação, iluminação e elevação espiritual.

- **Babosa:** trabalha o mental muito ativo, dispersão, pensamentos constantes, não viver o presente. Solidão, inadequação, desvalorização, autoestima baixa.

- **Café:** auxilia quando se têm pensamentos desconexos, obstinação mental, irritabilidade, ansiedade, insônia, esgotamento pelo trabalho repetitivo, vício por café, etc.

- **Cânfora:** acalma a mente, melhora o raciocínio e limpa a energia dos ambientes.

- **Cebola:** estimula o cérebro e a medula espinhal, fazendo a energia fluir sem obstáculos. Auxilia também a eliminar energias estranhas e intrusas em seu campo mental.

- **Flamboyant:** desperta mecanismos de análise e autocrítica. Combate o medo de se conhecer e assumir a personalidade que possui escondida atrás de máscaras, sem se preocupar com julgamentos externos.

- **Manacá:** faz a pessoa pensar e agir com segurança. Ajuda a se libertar do passado e encerrar ciclos. Abre a mente para novas ideias, novas oportunidades, aumentando a criatividade no trabalho.

- **Paineira:** trabalha a sensação de abandono, rejeição, conflito familiar, figura materna. Reestabelece relacionamentos. Transforma o passado em potencialidades para o futuro.

- **Quaresmeira:** traz proteção espiritual para médiuns e sensitivos e ajuda a pessoa a relaxar em meditação.

- **Romã:** ajuda na compreensão dos sonhos e dos conteúdos inconscientes. Faz a proteção do indivíduo enquanto ele dorme.

INDICAÇÃO E POSOLOGIA

As essências Vibracionais de Folhas poderão ser escolhidas pelo método de sincronicidade vibratória, no qual a própria pessoa que tomará o composto irá escolher as ervas. O campo magnético da pessoa atrairá a essência que vibrar dentro da frequência que ela estiver necessitando naquele momento para se equilibrar.

O paciente deve abrir a caixa do kit com todas as essências, escolher e retirar três delas com as próprias mãos, para que o terapeuta possa montar o seu composto individual na diluição indicada. Ele irá trabalhar com o paciente a conscientização do seu problema de acordo com as essências escolhidas.

As essências vibracionais de folhas são essências básicas, que facilitam a manutenção do equilíbrio vibratório no nosso cotidiano. Auxiliam a pessoa a dar conta dos problemas do dia a dia com mais equilíbrio e poderão ser utilizadas toda vez que houver tal necessidade.

O terapeuta também poderá escolher diretamente as essências de folhas para o paciente e elaborar o composto caso haja necessidade. Esta escolha poderá se dar pela indicação de cada folha, pelo fator do Orixá que precisa ser trabalhado ou pelo chakra onde se encontra o desequilíbrio.

Tomar sete gotas três vezes ao dia ou a critério do terapeuta. Para dar suporte ao tratamento por meio deste Sistema, foram elaborados também 28 Compostos de Essências de Folhas que são produzidos a partir das 77 essências vibracionais de folhas contendo sete essências em cada um e que poderão ser utilizados à parte ou durante o tratamento. Esses compostos visam tratar possíveis reações ou sintomas físicos que apareçam durante o processo de sucessão terapêutica, como reações de limpeza, de desintoxicação, desequilíbrios emocionais, etc.

COMPOSTOS DAS ESSÊNCIAS VIBRACIONAIS DAS FOLHAS

Como já citamos, as folhas de muitas plantas possuem propriedades curativas que são utilizadas há milênios por todas as culturas e povos de nosso planeta. Elas atuam por meio de seus princípios ativos (substâncias químicas presentes nas plantas que exercem efeitos farmacológicos) que trabalham no corpo físico e, por suas propriedades energéticas e mágicas, trabalham nos corpos sutis.

Segundo Rubens Saraceni, em seu livro *A Magia Divina das Sete Ervas Sagradas* (2010),* cada planta, independentemente da espécie a que pertença, possui princípios ativos mágicos que quando ativados magisticamente realizam importantes ações benéficas às pessoas. São higienizadoras do espírito, descarregadoras de energias negativas, regeneradoras do corpo plasmático, curadoras do corpo energético, energizadoras, fortalecedoras, etc.

Estes compostos vibracionais de essências de folhas são elaborados com os comandos vibracionais retirados das próprias folhas na Natureza de uma forma magística (com seus espíritos naturais e entidades), acrescentados a comandos de luzes coloridas e fortalecidos com afirmações verbais do próprio terapeuta.

Cada um será composto sempre de sete folhas, pois numerologicamente estaremos contextualizando-os dentro do Sistema Deuseluz que tem como característica de sua egrégora o número 7, a Natureza e as cores.

---

*N.E.: Obra publicada pela Madras Editora.

Cada composto segue um critério em sua formulação. Este critério se baseia na ideia de que não devemos usar muitas folhas com funções idênticas, pois, além de diluir o efeito de cada uma, pode acabar dando o mesmo comando em excesso. Assim, escolhemos em cada um plantas principais com a função específica do composto e outras que irão auxiliar estas plantas principais ou irão atuar em outras funções, que, no conjunto, contribuirão com a eliminação das causas dos desequilíbrios físico, emocional, mental e não apenas dos seus efeitos.

Cada composto segue então o seguinte critério de formulação:

- uma essência de folha deve ser a **principal**. Ela será a portadora das propriedades específicas e principais da função do composto. Aquela que contém mais indicações terapêuticas para atingir seus objetivos. É o carro-chefe;

- três essências de folhas serão as **auxiliares**. Elas serão as portadoras das propriedades que se somarão diretamente à função principal do composto. Têm indicações diretas com seu objetivo;

- duas essências de folhas **secundárias**. Elas trarão as propriedades que indiretamente fortalecerão a função principal do composto. Possuem indicações outras, diferentes das ervas usadas, mas que atuarão com estas outras propriedades complementando suas funções na busca do objetivo;

- uma essência de folha **harmonizadora**. Ela trará propriedades que harmonizarão e equilibrarão as várias folhas do composto para que elas não entrem em dissonância. Faz com que as propriedades de todas as folhas se concentrem em um único objetivo.

Estes compostos serão diluídos, permanecendo apenas suas vibrações. Isto retira a possibilidade de efeitos colaterais e adversos que as ervas na fitoterapia podem apresentar. Além disso, acreditamos que suas vibrações atuarão mais diretamente nos corpos sutis que contêm, na realidade, as causas dos desequilíbrios e doenças, inclusive as físicas.

O uso dos compostos poderá causar algumas reações, mas não serão efeitos colaterais e, sim, reações com funções terapêuticas, como de limpeza ou desintoxicação. Todas essas reações são necessárias para se alcançar novamente o equilíbrio do indivíduo.

Salientamos que na elaboração dos compostos selecionamos as folhas pelos nomes científicos das plantas, pois são a garantia de que estamos utilizando as folhas corretamente. Os nomes populares podem causar grandes confusões, pois o mesmo nome popular pode indicar ervas diferentes conforme sua região de origem. Referimo-nos a cada planta pelo nome popular de nossa região, mas apresentamos também os nomes científicos e suas respectivas descrições.

OS COMPOSTOS DE ESSÊNCIAS DE FOLHAS

Os compostos de essências vibracionais de folhas são apresentados na forma de 28 tipos, nos quais foram agrupados sete elementos do reino vegetal com vibrações semelhantes em cada um, acrescidas das frequências vibracionais das cores correspondentes à sua atuação nos chakras como complementares no tratamento de diversos sintomas. São eles:

1. LIMPEZA ENERGÉTICA

Faz assepsia, limpeza da aura, eliminação de miasmas e formas-pensamento negativos. Para desobsessão, eliminação de entidades e seres atuantes e pensantes que depositam toxinas em nossa aura.

2. CIRCULAÇÃO

Fortalece o chakra básico, ajuda a colocar a energia e a vida da pessoa em movimento. Auxilia na circulação e problemas ligados a ela.

3. MASCULINO

Indicado para problemas masculinos, tanto emocionais como físicos. Trabalha o Ânimus e a Energia Yang.

4. VITALIDADE

Restabelece a vitalidade e o poder regenerativo do organismo. Para pessoas que estão desistindo das coisas da vida. Traz persitência.

5. ARTICULAÇÃO

Equilibra as funções das articulações, trazendo flexibilidade, capacidade de se movimentar e de fazer.

6. FEMININO

Indicado para problemas femininos, tanto emocionais como físicos. Trabalha a Ânima e a Energia Yin.

7. ÂNIMO

Este composto auxilia nos sintomas de depressão, trazendo equilíbrio e bem-estar. Afasta pensamentos negativos e dá força para a pessoa lidar com seus conflitos.

8. VITAMÍNICO

É vitamínico e energético. Indicado para pessoas com sensação de cansaço, falta de energia, desânimo e apatia.

9. METABÓLICO

Colabora com o metabolismo tanto físico como emocional. Ajuda na homeostase do corpo e na eliminação dos excessos.

10. ESTRUTURANTE

Favorece a estrutura física da pessoa, contribuindo com o seu fortalecimento. Trabalha também no aterramento de pessoas muito aéreas.

11. DIGESTIVO

Auxilia no processo digestivo e de elaboração das emoções. Também auxilia em casos de obsessão espiritual, quando a pessoa estiver perdendo energia pelo plexo solar.

12. FLUÍDICO

Ajuda a deixar fluir a vida e a eliminar as emoções nocivas.

13. TRANQUILIDADE

Auxilia nos sintomas da ansiedade, interrupções no sono e compulsão. Traz relaxamento e tranquilidade.

14. EMOCIONAL

Faz a limpeza do corpo emocional e trata dos sintomas, como angústia, sensação de falta de ar, aperto no peito, etc.

15. CONFORTO

Trata dores físicas de fundo emocional. Quando as dores da alma aparecem sem ter uma causa física.

16. DESINTOXICAÇÃO

Para desintoxicar o organismo de todo o tipo de excessos. Auxilia o organismo a eliminar toxinas, purificando as emoções.

17. EXPRESSÃO

Trabalha o chakra laríngeo em suas disfunções, a expressão do Ser e a mente concreta.

18. COMUNICAÇÃO

Fortalece a região da garganta, reequilibrando todas as suas funções físicas e emocionais. Auxilia a pessoa na comunicação, a dizer o "não".

19. INSPIRAÇÃO

Ajuda na limpeza das vias aéreas superiores, auxiliando na respiração e na inspiração de ideias.

20. RELAXANTE

Para pessoas muito tensas ou para aquelas que não possuem uma boa qualidade de sono.

21. SENSIBILIDADE

Para auxiliar no tratamento de reações emocionais e pessoas com sensibilidade exacerbada.

22. IMUNIDADE

Fortalece e desperta as defesas internas da pessoa.

23. MENTAL

Auxilia no equilíbrio do campo mental, memória e problemas na região da cabeça.

24. ALÍVIO

Auxilia no tratamento de dores dispersando a concentração de energia em locais doloridos no corpo. Trata as dores na alma.

25. REEQUILÍBRIO

Reequilibra o ser como um todo.

26. DEFENSOR

Ativa e fortalece as defesas da pessoa. É bem indicado em casos de baixa imunidade.

27. ATENUANTE

Auxilia no equilíbrio de pessoas que se sentem sob pressão e suas causas emocionais.

28. AUTOIMUNIDADE

Para pessoas que desenvolvem sintomas de rejeição contra si mesmas, autoboicote.

OS COMPOSTOS VIBRACIONAIS DE FOLHAS, AS CORES E OS CHAKRAS

Sabemos que a cor é uma interpretação de nosso cérebro para uma determinada frequência de ondas. Esta vibração está presente no Ser Humano, que vibra na frequência que vai do vermelho ao violeta. As ervas também possuem vibrações nestas frequências em suas auras, por isso conseguimos fazê-las pulsar nas vibrações adequadas de acordo com sua natureza e conforme os comandos vibracionais dados a elas na elaboração dos compostos.

Como já dissemos, as cores estão diretamente relacionadas com os chakras e com os corpos energéticos na aura e, dessa maneira, podemos correlacioná-las com os compostos de essências de folhas e com as suas funções específicas atuantes no campo vibracional.

Cada cor apresenta determinada função no sistema de tratamento e, de acordo com sua atuação e sua intensidade, determinamos a função curativa de cada composto.

CHAKRA BÁSICO

VERMELHO

É a cor da vibração do chakra básico que capta a energia vitalizadora que mantém o nosso corpo. Trabalha com a energia de vitalidade que se manifesta no corpo, na circulação do sangue e em todos os desequilíbrios relacionados a ele. Representada pelo composto Circulação.

VERMELHO-FORTE

É a faixa de frequência vibracional mais baixa que se encontra na aura humana. Está ligada diretamente ao chakra básico, atuando nas energias mais densas e pesadas. Por isso consegue atuar sobre as influências externas que se manifestam neste padrão de vibração. Representada pelo composto Limpeza Energética.

VERMELHO-CLARO

É uma atuação mais leve do vermelho, já quase passando para a vibração do próximo chakra, relacionado ao aspecto da sexualidade e dos respectivos órgãos. Utilizado em homens, uma vez que não se vibra o vermelho em mulheres para evitar hemorragias. Para elas será utilizada a frequência da cor rosa. Representado pelo composto Masculino.

ROSA

A cor rosa deriva do vermelho e atua de uma maneira mais sutil nos mesmos padrões do chakra básico. Trabalha como desobstruidora, ativadora e aceleradora na ação, no movimento e na circulação. Por isso, é utilizada nas inflamações e dores das articulações. Representada pelo composto Articulação.

ROSA-FORTE

O chakra básico, como já vimos, atua com a frequência de energização e vitalidade. A cor rosa-forte trabalha como alimentadora, ativadora e vitalizadora, principalmente em casos de debilidade física, emocional, energética. Na corrente sanguínea trabalha como uma energia vitalizadora nos estados anêmicos. Representada pelo composto Vitalidade.

ROSA-CLARO

Atua como cauterizadora, desobstruidora e eliminadora de impurezas na corrente sanguínea. Tem as mesmas funções do vermelho-claro, só que trabalha no sistema reprodutor feminino, auxiliando nos distúrbios da menstruação, cólicas, menopausa, etc. Representada pelo composto Feminino.

CHAKRA ESPLÊNICO

LARANJA

A cor laranja atua como regeneradora, ativadora e energizadora. Ela é uma verdadeira vitamina e por isso o composto laranja traz ervas que irão atuar com princípios vitamínicos e energéticos. Representada pelo composto Vitamínico.

LARANJA-FORTE

Atua no chakra esplênico, com a energia mais forte e mais densa da cromoterapia. Dá força e equilíbrio trazendo alegria e vontade de viver. Representada pelo composto Ânimo.

LARANJA-CLARO

A cor atua como ativadora do metabolismo e eliminadora de gorduras. Auxilia, portanto, nos processos de emagrecimento. Representada pelo composto Metabólico.

CHAKRA GÁSTRICO

AMARELO

Atua no chakra gástrico, lidando com as questões relativas a este centro de forças. É também uma energia fortalecedora e reativadora, auxiliando nos processos de regeneração (gastrites, úlceras, etc.). É um desintegrador mais fraco, auxiliando nos processos digestivos. Representada pelo composto Digestivo.

AMARELO-CLARO

O amarelo-claro vai exercer a função da cor como desintegradora, utilizada no tratamento de cálculos renais e biliares. Representada pelo composto Fluídico.

AMARELO-FORTE

É utilizada a função energética atuante nos tratamentos das partes ósseas e, em alguns casos, na área muscular. Exerce uma função reativadora, fortificante e tônica nos ossos e músculos. Representada pelo composto Estruturante.

CHAKRA CARDÍACO

VERDE

É a cor do chakra cardíaco, lidando com os aspectos emocionais e sentimentais. A cor trabalha aqui como dilatadora, antisséptica, auxiliando no processo de desobstrução e limpeza do chakra. Representada pelo composto Emocional.

VERDE-CLARO

A cor atua nos sistemas muscular e nervoso, dilatando, regenerando e relaxando o corpo de tensões emocionais que causam dores. Trata também processos traumáticos. Representada pelo composto Conforto.

VERDE-FORTE

A cor atua como dilatadora e relaxante, trabalhando no cardíaco e no diafragma, no sistema nervoso, auxiliando a respiração mais profunda nos casos de ansiedade e as carências afetivas no caso de diabetes. A cor é também regeneradora do abdome, incluindo estômago, pâncreas (diabetes) e vesícula. Representada pelo composto Tranquilidade.

CHAKRA LARÍNGEO

AZUL

Atua no chakra laríngeo, vibrando a energia da expressão e da mente concreta. Trabalha como regenerador celular, analgésico e equilibrador desse chakra e da tireoide. Representada pelo composto Expressão.

AZUL-CLARO

Atua na área do laríngeo como regeneradora, reajustadora, calmante, analgésica, antibiótica. Representada pelo composto Comunicação.

AZUL-FORTE

A cor irá trabalhar equilibrando e desintoxicando o organismo, principalmente de emoções acumuladas pelo controle da mente concreta localizada no chakra laríngeo. O canal da expressão deve estar em sincronicidade com o corpo emocional, evitando o acúmulo de toxinas. É por este canal também que nos alimentamos e acumulamos toxinas em decorrência de uma dieta desequilibrada. Representada pelo composto Desintoxicação.

CHAKRA FRONTAL

ÍNDIGO

A cor índigo trabalha em nível psicológico trazendo calma e serenidade. Proporciona um estado de vibração mais sereno auxiliando no sono e na desaceleração do campo mental. Representada pelo composto Relaxante.

ÍNDIGO-CLARO

Auxilia como equilibradora do metabolismo, acalmando o sistema nervoso, e assim desacelerando as reações alérgicas do sistema imunológico. Representada pelo composto Sensibilidade.

ÍNDIGO-FORTE

O chakra frontal trabalha na frequência do índigo e a cor nesta área irá atuar na mente intuitiva. O excesso de pensamentos, o desequilíbrio emocional relativo a esta área e outros excessos do organismo não eliminados podem gerar acúmulo de toxinas, obstruindo nariz, ouvidos, etc. A cor atuará como coagulante e desobstruidora. Representada pelo composto Inspiração.

CHAKRA CORONÁRIO

VIOLETA

A cor violeta está ligada ao chakra coronário trabalhando no mental superior, na ampliação de consciência e na ligação com a espiritualidade. Traz o eixo e o equilíbrio interno. Representada pelo composto Mental.

VIOLETA-CLARO

A cor violeta exerce a função cauterizadora, bactericida, anti-inflamatória em todo o tipo de tratamento físico. Representada pelo composto Alívio.

VIOLETA-FORTE

Como higienizadora e bactericida, atua como antibiótico e paralisadora das infecções em todos os sistemas do corpo. Representada pelo composto Imunidade.

VIBRAM EM TODOS OS CHAKRAS

BRANCO

A cor branca é a soma de todas as outras frequências coloridas, ativa o chakra umeral trazendo força-vital e luz. Traz a vontade de viver e a sintonia com as energias superiores da Natureza. Representada pelo composto Reequilíbrio.

ARCO-ÍRIS

Trabalha com todas as frequências vibracionais, ativando todos os chakras e fortalecendo o indivíduo em sua integridade energética. Representado pelo composto Defensor.

PRATEADO

O prateado trabalha como uma chuva balsâmica, trazendo a energia dos corpos sutis superiores. Atua no nível de consciência profundo, dando espaço de existência para a individualidade espiritual. Representado pelo composto Autoimunidade.

DOURADO

O dourado na cromoterapia auxilia na fixação de novos padrões e novos comandos na organização energética do indivíduo. É utilizado para reestabelecer o equilíbrio orgânico, como a pressão, a homeostase, etc. Representado pelo composto Atenuante.

OS COMPOSTOS DE ESSÊNCIAS DAS FOLHAS E OS FATORES DOS ORIXÁS

- **Limpeza Energética:** trabalha sob a energia do Orixá Exu, atuando com os fatores: bloqueador, apresador, debilitador, envolvedor, atrofiador, invertedor, entre outros. Combate as energias intrusas, fazendo a proteção e enfraquecendo a atuação dessas energias na aura da pessoa.

- **Circulação:** trabalha sob a energia da Orixá Iansã, atuando com os fatores: mobilizador, movimentador, distribuidor, entre outros. Faz o sangue fluir melhor, ativando a circulação e impulsionando-o até as regiões mais periféricas do corpo.

- **Masculino:** trabalha sob a energia do Orixá Exu, atuando com os fatores: vigorizador, esfacelador, degenerador, entre outros. Trabalha auxiliando na virilidade masculina e eliminando tumores e problemas na próstata.

- **Vitalidade:** trabalha sob a energia do Orixá Oxumaré, atuando com os fatores: renovador, refazedor, regenerador. Propicia a regeneração celular e restaura as forças para o organismo se recuperar.

- **Articulação:** trabalha sob a energia da Orixá Iansã, atuando com os fatores: mobilizador, movimentador, dissipador, agitador, entre outros. Trabalha o movimento das articulações, dissipando os entraves e as dores.

- **Feminino:** trabalha sob a energia da Orixá Oxum, atuando com os fatores: harmonizador, germinador, fecundador, concebedor, entre outros. Equilibra o aparelho reprodutor feminino, os hormônios ligados a ele e facilita a reprodução.

- **Ânimo:** trabalha sob a energia da Orixá Pombagira, atuando com os fatores: estimulador, encorajador, incitador, entre outros. Dá força e ânimo e tira a pessoa do estado depressivo.

- **Vitamínico:** trabalha sob a energia da Orixá Oroiná, atuando com os fatores: energizador, aquecedor, incendedor, incandescedor, entre outros. Dá energia para pessoas que estão debilitadas ou sugadas energeticamente.

- **Metabólico:** trabalha sob a energia do Orixá Omolu, atuando com os fatores: estabilizador, enxugador, definhador, estancador, entre outros. Auxilia a pessoa a emagrecer e diminui a compulsão por alimentos.

- **Estruturante:** trabalha sob a energia do Orixá Obaluaê, atuando com os fatores: embastecedor, sedimentador, saneador, entre outros. Ajuda a fortalecer e sedimentar os ossos.

- **Digestivo:** trabalha sob a energia da Orixá Iemanjá, atuando com os fatores: fluidificador, liquefazedor, maleabilizador, entre outros. Auxilia na digestão dos alimentos e na fluidez do metabolismo.

- **Fluídico:** trabalha sob a energia da Orixá Iemanjá, atuando com os fatores: aguador, liquefazedor, diluidor, entre outros. Trabalha o fortalecimento do rim e da bexiga e auxilia na diluição de cálculos e areia no corpo.

- **Tranquilidade:** trabalha sob a energia do Orixá Oxalá, atuando com os fatores: pacificador, acalmador, abastecedor, dosador, entre outros. Provê à pessoa o que lhe é necessário, trazendo calma, segurança e equilíbrio.

- **Emocional:** trabalha sob a energia do Orixá Oxumaré, atuando com os fatores: renovador, refazedor, evaporador, entre outros. Renova o ar, juntamente com as emoções, deixando-o fluir.

- **Conforto:** trabalha sob a energia da Orixá Nanã, atuando com os fatores: amadurecedor, evoluidor, transmutador, entre outros. Auxilia na elaboração dos sentimentos, diluindo as dores e sofrimentos por eles gerados.

- **Desintoxicação:** trabalha sob a energia do Orixá Xangô, atuando com os fatores: purificador, limpador, derretedor, graduador, entre outros. Desintoxica, limpa e purifica o organismo.

- **Expressão:** trabalha sob a energia do Orixá Ogum, atuando com os fatores: controlador, desembaraçador, embatedor, encaminhador, fremidor, mensurador, entre outros. Dá a medida para as palavras, equilibrando a comunicação.

- **Comunicação:** trabalha sob a energia da Orixá Iansã, atuando com os fatores: aplicador, distribuidor, dissipador, lançador, mobilizador, entre outros. Traz força para mobilizar o que está preso na garganta.

- **Inspiração:** trabalha sob a energia da Orixá Iansã, atuando com os fatores: aerificador, dissipador, rareador, removedor, entre outros. Auxilia a descongestionar as vias aéreas, afastando agentes causadores de obstrução do ar.

- **Relaxante:** trabalha sob a energia do Orixá Oxalá, atuando com os fatores: acalmador, apassivador, apaziguador, descarregador, entre outros. Dá paz, tranquilidade, aliviando a pessoa do estresse e das tensões do dia a dia.

- **Sensibilidade:** trabalha sob a energia do Orixá Oxalá, atuando com os fatores: acalmador, apassivador, apaziguador, doseador, nivelador, pacificador, entre outros. Acalma o sistema imunológico, evitando reações alérgicas.

- **Imunidade:** trabalha sob a energia do Orixá Ogum, atuando com os fatores: demolidor, derrocador, devastador, quebrador, retedor, entre outros. Ele destrói as forças dos agentes da Natureza causadores de infecção, auxiliando o sistema de defesa do organismo.

- **Mental:** trabalha sob a energia do Orixá Oxóssi, atuando com os fatores: memorizador, canalizador, apontador, habilitador, entre outros. E com a Orixá Obá, atuando com os fatores: concentrador, racionalizador, armazenador, entre outros. Auxilia o campo mental e a memória.

- **Alívio:** trabalha sob a energia do Orixá Oxumaré, atuando com os fatores: abolidor, refazedor, renovador, dissolvedor, entre outros. Elimina as dores dissolvendo o acúmulo de energia causadora das inflamações.

- **Reequilíbrio:** trabalha sob a energia do Orixá Oxalá, atuando com os fatores: vitalizador, restaurador, reparador, repositor, edificador, modelador, entre outros. Vai restaurar o equilíbrio celular, trazendo o pulso de vida ao organismo.

- **Defensor:** trabalha sob a energia do Orixá Ogum, atuando com os fatores: extinguidor, extirpador, inibidor, fortalecedor, firmador, entre outros. Ajuda o organismo a eliminar possíveis ações de agentes externos, fortalecendo o sistema imunológico.

- **Atenuante:** trabalha sob a energia da Orixá Logunan, atuando com os fatores: conduzidor, retornador, temporalizador, voltador, entre outros. Regula a pressão sanguínea, o retorno venoso e o ritmo do coração.

- **Autoimunidade:** trabalha sob a energia da Orixá Logunan, atuando com os fatores: revertedor, voltador, estiador, entre outros. Faz o sistema parar de se autoagredir, revertendo o processo.

INDICAÇÃO E POSOLOGIA

O Composto Vibracional de Essências de Folhas deve ser ministrado da seguinte maneira: sete gotas três vezes ao dia e o terapeuta poderá alterar esta dosagem conforme o caso. Deve ser escolhido unicamente de acordo com a indicação de cada composto.

As respectivas essências atuam no ser humano na parte sutil e poderão desencadear, como já dissemos, diversas formas de reações, como sonhos, lembranças e sintomas físicos. Essas reações fazem parte do processo de reequilíbrio do organismo e não devem ser confundidas com efeitos colaterais. Fazem parte do processo de cura.

Quando utilizamos as diluições presentes nos compostos, estamos atingindo indiretamente o problema físico. A essência atua através dos corpos sutis nos quais, como vimos muitas vezes, estão a verdadeira causa dos sintomas, podendo gerar algumas reações no organismo. Essas reações devem ser sempre comunicadas ao terapeuta para que este defina o melhor procedimento a realizar. Muitas vezes tais reações são indícios de processos de limpeza ou de reequilíbrio, indicando que o organismo está reagindo ao problema.

4

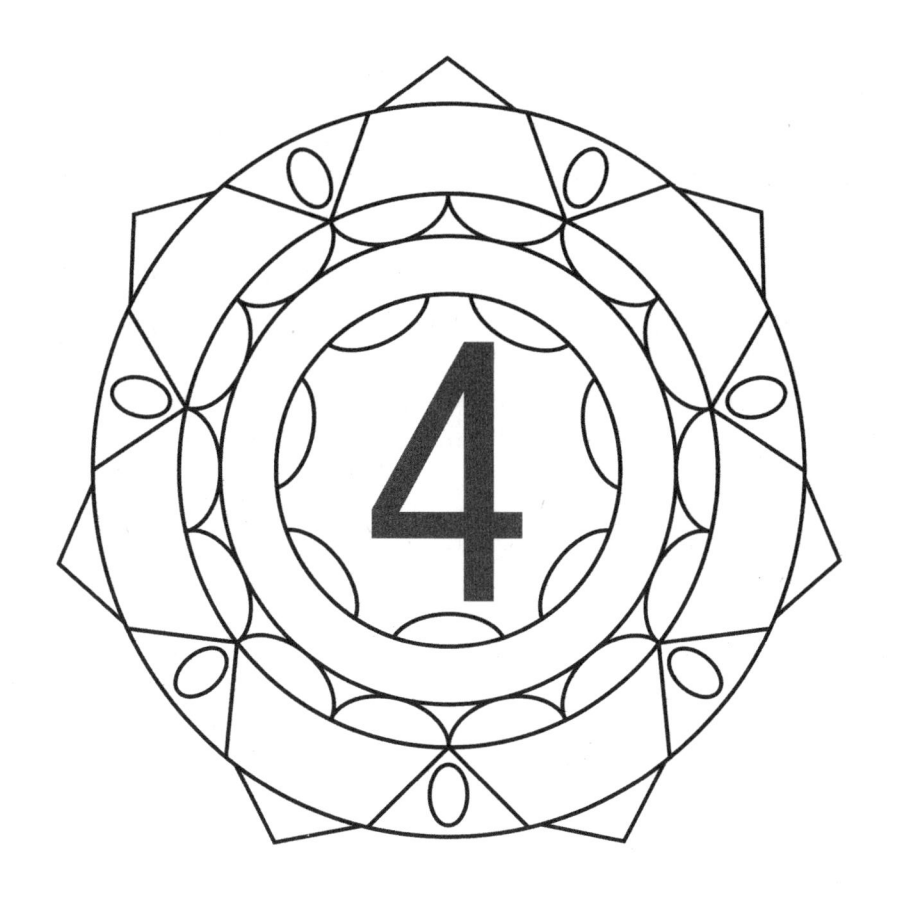

ESSÊNCIAS VIBRACIONAIS DAS PEDRAS

AS PEDRAS

Para darmos mais um passo dentro do nosso Sistema, vamos agora nos conectar com as profundezas da terra e mergulhar na vibração das pedras em nossa sucessão terapêutica.

Na sucessão ecológica, depois de estabelecidas as árvores, suas raízes penetram profundamente no solo, atingindo no subsolo as rochas e minerais. Elas trazem à superfície dos ecossistemas os minerais dissolvidos que existem nas rochas do subsolo. As pedras são as responsáveis, agora, por contribuir no processo de sucessão terapêutica.

Vivemos na biosfera terrestre, que é o sistema que sustenta e engloba a vida em nosso Planeta. Nesta biosfera, encontram-se os grandes ambientes físicos: a atmosfera, a hidrosfera e a litosfera, sendo que a litosfera é a camada sólida mais externa do planeta. Ela é formada pela crosta e pelo manto superior e cobre toda superfície da Terra, inclusive as fossas oceânicas. Composta de rochas ígneas, sedimentares e metamórficas, é ela que se divide em placas tectônicas.

É na crosta terrestre, a camada mais externa do planeta Terra, onde habitamos. É a parte superior da litosfera e possui uma espessura que pode variar de cinco a 70 quilômetros. A crosta é constituída principalmente por basalto e granito e, fisicamente, é menos rígida e mais fria do que o manto e o núcleo que ficam abaixo da litosfera terrestre.

As regiões continentais da crosta terrestre são constituídas principalmente por rochas de granito ricas em alumínio e silício (a crosta continental) e as áreas oceânicas são constituídas predominantemente pelas rochas basálticas (crosta oceânica), compostas por minerais ricos em silício e magnésio.

O solo é a camada mais superficial da crosta e é composto por sais minerais dissolvidos em água, seres vivos e rochas em decomposição, apresentando-se sob uma variedade muito grande de tipos, como os argilosos, arenosos, etc. Ele é dividido basicamente em quatro camadas principais: a primeira, de material mais orgânico, formado de detritos e húmus; a segunda de sais minerais com partes de areia, calcário e argila; a terceira, de rochas parcialmente decompostas; e a quarta, de rochas matrizes que iniciaram seu processo de decomposição.

A argila, muito usada em medicina natural, origina-se da desagregação por ataques químicos (por exemplo: pela água ou pelo ácido carbônico) ou físicos (erosão, vulcanismo, etc.) de rochas feldspáticas que produzem sua fragmentação em partículas muito pequenas.

Abaixo do solo temos o subsolo, onde existem os diversos tipos de minerais, como ouro, prata, cobre, pedras preciosas, entre outros. É também no subsolo que ficam os lençóis freáticos, o petróleo e por onde correm as correntes telúricas.

As correntes telúricas são formadas por energia e percorrem o subsolo em várias alturas, assim como fazem os rios subterrâneos. Ao compararmos o corpo da Terra ao nosso corpo, teríamos que as rochas seriam o esqueleto; os rios, as veias; e as correntes telúricas, por sua vez, seriam os meridianos da Medicina Chinesa.

Essas correntes telúricas podem se cruzar umas com as outras e esses cruzamentos formarão pontos que somam a energia de ambas, originando neste ponto uma emissão muito forte de energia. Não são negativos, mas são muito fortes, e por isso não devemos dormir ou ficar sobre eles por um período prolongado de tempo.

As correntes telúricas podem se encontrar com veios de água ou veios de minérios (ferro, ouro). O encontro de ambos acaba alterando um ao outro. Uma água poluída ou de esgoto pode contaminar a corrente telúrica que, por sua vez, pode ampliar a energia de um minério ou rocha. Portanto, em razão desses fatores, duas pedras iguais podem ter características energéticas diferentes quando retiradas de seu habitat.

As rochas são constituídas por um ou mais minerais e são classificadas de acordo com sua composição química, sua forma estrutural, sua textura ou segundo os processos de sua formação. São classificadas como ígneas (magmáticas), sedimentares e metamórficas. As rochas magmáticas foram formadas de magma; as sedimentares, pela deposição de sedimentos e posterior compressão destes; as rochas metamórficas, por qualquer uma das duas primeiras categorias e posteriormente modificadas pelos efeitos de temperatura e pressão. Os pedaços soltos ou fragmentos de rocha são popularmente chamados de pedras. Os minerais constituintes das rochas podem se cristalizar dando origem aos cristais. O mais comum é o quartzo, também chamado de cristal de rocha.

Os cristais são substâncias sólidas, naturais, que se formam dentro de diferentes tipos de rochas e possuem uma forma constante e regular. Isso significa que, mesmo quando reduzidos a pó, cada partícula ainda retém a forma do cristal original. São como se fossem o DNA da Terra, um registro químico da evolução, como diz Juddy Hall.[22] Segundo ela, os cristais são depositários em miniatura dos registros do desenvolvimento da Terra ao longo de milhões de anos e guardam a indelével lembrança das forças poderosas que os moldaram. Alguns foram submetidos a enormes pressões, enquanto outros se desenvolveram em câmaras nas profundezas do subsolo; alguns se formaram em camadas, enquanto outros se cristalizaram a partir do gotejamento de soluções aquosas, tudo isso afetando suas propriedades e maneiras como atuam. Seja qual for a forma que assumam, a sua estrutura cristalina pode absorver, conservar, concentrar e emitir energia, especialmente na faixa de onda eletromagnética.

Formado a partir de uma grande variedade de minérios, o cristal é definido pela sua estrutura interna: uma estrutura atômica simétrica e ordenada, exclusiva da sua espécie. Como já dissemos, os cristais de um mesmo tipo, sejam grandes ou pequenos, terão exatamente a mesma estrutura interna que pode ser identificada ao microscópio, e é por essa estrutura que serão classificados. Poderemos dividi-los também de outras maneiras: pelo grupo a que pertencem, pelo sistema, pelo hábito, fórmula, dureza, densidade, cor, etc.

Os cristais se apresentam em sete formas geométricas distintas: quadrados (cúbicos), retângulos (tetragonal), hexágonos

---

22. Cristaloterapeuta e escritora de *A Bíblia dos Cristais* (2016).

(hexagonal), losangos (ortorrômbico), trapézios (trigonal), paralelogramos (monoclínico) e triângulos (triclínico).

Formados pela Natureza há milhares de anos, os cristais e as gemas têm sido reverenciados, colecionados e aplicados de várias maneiras pelo homem desde os tempos mais remotos. Além de sua beleza intrínseca, podem acessar a energia oculta do Universo, energia essa que pode ser direcionada para a conscientização e a realização do Ser Humano na Terra.

Novamente segundo Judy Hall (2016), temos que na Antiguidade os cristais eram usados em muitos rituais. A Especularita, por exemplo, era extraída na África desde 40000 a.C. e utilizada com propósitos cosméticos e rituais, pois simbolizava o sangue da Terra e durante milhares de anos foi polvilhada sobre os corpos dos mortos. No Egito, em 1900 a.C., pedras de lápis-lazúli, jaspes, cornalinas e turquesas eram colocadas ao redor do pescoço dos bebês recém-nascidos para protegê-los, etc. São inúmeros os exemplos de utilização de cristais na Mitologia, nas coroas dos reis e rainhas em toda a Idade Média, no Oriente como representação dos deuses e seus reinos, entre outros.

Os cristais, em várias linhas filosóficas espiritualistas, são considerados seres vivos que pertencem à nossa linha evolutiva. A alma, em sua jornada pela evolução, parece ter passado sequencialmente pelos reinos mineral, vegetal, animal até alcançar o reino humano. Especialistas em cristaloterapia concordam que os cristais, como dádivas da Mãe Terra, são seres vivos incrivelmente sábios e antigos.

A pedra como alma viva, embora muito diferente e distante da complexidade ou estágio evolutivo da alma humana, tem como seus ajudantes, protetores, construtores e ou habitantes, os elementais ou espíritos da natureza, como já citamos em várias partes deste livro. Os elementais que vivem nas pedras são chamados de gnomos ou devas no Oriente.

Segundo Rubens Saraceni, cada pedra é um portal através do qual é possível a um bom clarividente visualizar e descrever os seres divinos que, assentados no lado divino da criação, regem a evolução dos seres minerais.

Sabemos hoje que estruturas cristalinas podem captar, concentrar e emitir energia eletromagnética. Transmitem ondas de rádio, energizam relógios, estabelecem a velocidade de computadores, liberam energia sonora gravada em discos, etc. Os quartzos foram intensamente estudados e hoje se transformam em chips eletrônicos ou circuitos integrados de computadores.

No cerne do cristal está o átomo e seus componentes. O átomo é dinâmico e, embora o cristal possa parecer estático, ele na verdade é uma massa molecular fervilhante, vibrando em uma determinada frequência própria. Os cristais, desta forma, têm uma importância fundamental na Natureza, fixando e transmitindo as informações vindas dos planos mais sutis para o corpo material e fazendo ser possível que o Ser realize na matéria os comandos do espírito.

Os minerais possuem uma faixa de ondas vibratórias que varia das mais densas às mais sutis e que interagem com os seres humanos, uma vez que nosso corpo depende dessa energia mineral para se constituir na matéria.

Em nosso Sistema terapêutico as essências de pedras transmitem os comandos existentes na natureza para o corpo, desfazendo com eles os comandos desequilibradores e destrutivos criados pelo homem através dos seus campos mental e emocional. O corpo, absorvendo novos comandos, passa a se reprogramar internamente, estabelecendo em si o equilíbrio e a harmonia que a natureza determina. As essências de pedras podem assim trazer paz de espírito, serenidade, equilíbrio e saúde a partir das informações que transmitem da homeostase da própria Natureza, promovendo a cura.

TABELA – PEDRAS/CORES/INDICAÇÃO/ ESTRUTURA CRISTALINA

Cores	Pedra	Indicação	Estrutura Cristalina	Pedra	Indicação	Estrutura Cristalina	Pedra	Indicação	Estrutura Cristalina	Pedra	Indicação	Estrutura Cristalina	Pedra	Indicação	Estrutura Cristalina
Transparente Violeta	Quartzo Cristalino	Propósito Espiritual Autocura	Trigonal	Quartzo Rutilado	Canalização Perdão	Tetragonal	Ametista	Sobriedade Espiritual Vícios	Trigonal	Safira Roxa	Equilíbrio Mediúnico	Hexagonal	Ametrina	Positiva Campo Mental	Trigonal
Índigo	Lápis-lazúli	Serenidade Estresse	Cúbica/trig.	Sodalita	Intuição Confusão mental	Cúbica	Calcedônia	Otimismo com o futuro	Trigonal	Quartzo Azul	Calmante mental Depressão	Trigonal	Apatita	Autoconsciência Exaustão emocional	Hexagonal

TABELA – PEDRAS/CORES/INDICAÇÃO/ ESTRUTURA CRISTALINA

Cores	Pedra / Indicação / Estrutura Cristalina	Pedra / Indicação / Estrutura Cristalina	Pedra / Indicação / Estrutura Cristalina	Pedra / Indicação / Estrutura Cristalina	Pedra / Indicação / Estrutura Cristalina
Azul	Larimar / Responsabilidade sobre si Autodestruição / Triclínico	Topázio azul / Expressão das ideias / Ortorrômbico	Água-marinha / Tolerância / Hexagonal	Turquesa / Comunicação Autossabotagem / Triclínico	Hemimorfita / Responsabilidade pessoal / Ortorrômbico
Verde Rosa	Amazonita / Afetividade / Triclínico	Jade Verde / Equilíbrio emocional / Monoclínico	Esmeralda / Relacionamentos / Hexagonal	Aventurina / Ressentimento / Trigonal	**Quartzo Rosa** / **Cura pelo amor** / **Trigonal**
Amarelo	Topázio-imperial / Desesperança / Ortorrômbico	Calcita Amarela / Expansão Estimulante / Trigonal	Jade / Consciência social Desrespeito / Monoclínico	Opala / Vontade de viver Inibição / —	Pedra do Sol / dependência e codependência / Monoclínico / triclínico

TABELA – PEDRAS/CORES/INDICAÇÃO/ ESTRUTURA CRISTALINA

Cores	Pedra	Indicação	Estrutura Cristalina	Pedra	Indicação	Estrutura Cristalina	Pedra	Indicação	Estrutura Cristalina	Pedra	Indicação	Estrutura Cristalina
Laranja	Citrino	Autoestima Poder pessoal	Trigonal	Cornalina	Vitalidade Coragem Ansiedade	Trigonal	Âmbar	Regeneração Concretização		Calcita Lar	Depressão Insegurança	Trigonal
										Ágata Lar	Coragem para recomeçar Amargura	Trigonal
Vermelho Preto	Turmalina Negra	Limpeza espiritual	Trigonal	Ônix	Proteção	Trigonal	Jaspe Vermelho	Sexualidade Ancoramento	Trigonal	Rubi	Estímulo Energia	Hexagonal
										Opala Vermelha	Limites Raiva	

ESSÊNCIAS VIBRACIONAIS DE PEDRAS

As pedras, como já dissemos, emanam uma poderosa vibração que pode ser captada e transferida para a água, criando as essências de pedras ou elixires de pedras. Essas essências poderão ser utilizadas das mais diversas formas: ingeridas, aplicadas sobre a pele, despejadas na água do banho, borrifadas no ambiente, etc.

Em nosso Sistema elas representam o quarto passo em direção ao equilíbrio pleno com a natureza e serão utilizadas especificamente, conforme citaremos a seguir.

1. TURMALINA NEGRA

Limpa, purifica e transforma a energia densa em energia sutil. Limpa as células que contêm energias negativas vindas por influências espirituais, obsessores, miasmas energéticos ou de enfermidades. Atua sobre influências vindas de magias ou trabalhos espirituais feitos contra a pessoa. Indicada para pessoas que estão carregadas ou sob influência espiritual negativa. Para pessoas doentes quando a causa da doença é a ação de trabalhos espirituais, miasmas ou formas-pensamento de enfermidades.

2. ÔNIX

Dá apoio e sustentação para a pessoa nos momentos difíceis. Ancora a energia de pessoas dispersas e volúveis e integra as polaridades internas. Sua essência atua como um excelente protetor, um verdadeiro escudo do campo áurico. Indicada para pessoas que se encontram vulneráveis por estarem passando por momentos difíceis e necessitam de proteção.

3. RUBI

Dá vigor, energia e equilíbrio. Estimula a paixão pela vida, a motivação e ajuda a pessoa a estabelecer metas. Traz à tona a raiva e as energias negativas para serem transmutadas. Indicada para pessoas que precisam de estímulo para continuar lutando sem perder suas forças.

4. JASPE VERMELHO

Ancora a energia e trabalha questões de injustiça. Traz consciência para a pessoa dos seus problemas internos. Faz a limpeza da aura, atua contra ataques espirituais já somatizados, pois sua proteção é mais específica para o corpo físico. Indicada para pessoas que precisam ancorar sua energia e ter sustentação. Pessoas que precisam estimular sua libido e melhorar seu desempenho sexual. Aqueles que se sentem injustiçados e precisam entender o movimento da Natureza.

5. OPALA VERMELHA

Desperta nosso fogo interior e nos protege contra o perigo. Alivia sentimentos profundamente arraigados em decorrência de injustiça, maus-tratos, raivas, etc. Indicada para pessoas que acumulam muitas raivas antigas, pois ela é excelente para quem quer deixar o passado para trás.

6. CITRINO

Regeneradora e purificadora. Aumenta a autoestima e a autoconfiança, acentuando a motivação e a individualidade. Traz o brilho pessoal novamente para a pessoa. Indicada para pessoas que precisam resgatar o seu poder pessoal, aumentar a autoestima e ganhar autoconfiança.

7. CORNALINA

Aterra e ancora as energias, estabiliza energias elevadas, restaurando a vitalidade e a motivação. Dá força e coragem, acabando com a apatia. Trabalha a ansiedade e auxilia nos regimes alimentares e perda de peso. Superação da timidez. Esta essência auxilia a pessoa a se encontrar no início de novas atividades. Indicada para pessoas que precisam de coragem e vitalidade para enfrentar seus desafios diários. Pessoas que descarregam na comida sua ansiedade e suas frustrações.

8. ÂMBAR

Tem função regeneradora, estimulando o corpo a se curar. Traz estabilidade e motivação à vida. Cria ligação entre o desejo e o impulso para concretizá-lo. Indicada para pessoas que precisam aterrar suas energias e conseguir concretizar suas ideias. Pessoas que precisam de estabilidade e confiança em si mesmas.

9. CALCITA LARANJA

Reenergizante. Elimina o medo e combate a depressão. Promove segurança e autoconfiança. Trabalha nos desequilíbrios do sistema reprodutor. Sua ação espiritual é de limpeza. Desobstrui o canal mediúnico, encaminhando as energias obsessoras para seus locais de origem. Indicada para pessoas que precisam equilibrar os chakras inferiores, necessitam se reenergizar e adquirir força e confiança para resolver os problemas do dia a dia.

10. ÁGATA LARANJA

Transmuta a negatividade e a amargura. Expurga a raiva reprimida, estimulando a coragem para recomeçar. Indicada para pessoas que precisam limpar seu campo emocional de sentimentos e pensamentos negativos causados por acontecimentos do passado e assim se abrir para novas experiências.

11. TOPÁZIO-IMPERIAL

Recarrega as energias da pessoa ajudando-a a reconhecer as suas capacidades. Fortalece a fé e o otimismo. Estimula soluções positivas com certeza de sucesso. Indicada para aqueles que precisam entrar em contato com sua luz interior e se apropriar de suas capacidades. Pessoas que se afastaram de sua essência divina e perderam a esperança e a fé.

12. JADE AMARELO

É estimulante e traz alegria e felicidade. Auxilia na inter-relação dos seres. Incentiva a solidariedade e o espírito comunitário. Indicada para aqueles que precisam aprender a respeitar os outros, as diferenças, facilitando a comunicação e a convivência com pessoas com padrões diferentes do seu.

13. OPALA AMARELA

Fortalece a vontade de viver. Ajuda a diminuir as inibições e assumir a responsabilidade pelo que sentimos. Indicada para pessoas que são passivas e precisam aprender a dizer não. Pessoas que precisam vivenciar emoções mais fortes, soltar-se e ativar sua criatividade.

14. CALCITA AMARELA

Energética, estimulante e possui uma vibração de expansão. Liga-nos com a espiritualidade superior. Indicada para aqueles que necessitam unir seu mental superior com a matéria. Pessoas que precisam ter consciência do que é percebido de uma forma mediúnica.

15. PEDRA DO SOL

Desata amarras com outras pessoas. Elimina a codependência e ajuda a tomar posse do nosso poder pessoal. Indicada para pessoas que precisam restaurar sua força, elevar a autoestima. Pessoas que tendem a se prender aos outros criando vínculos de dependência emocional ou mental e precisam aprender a dizer não.

16. ESMERALDA

Propicia a lealdade, promove a amizade, a parceria e ajuda a manter os relacionamentos em equilíbrio. Acalma as emoções. O uso desta essência atrai a alma para a evolução ao mesmo tempo em que ajuda a materializar as coisas, tornando os sonhos realidade. Indicada para pessoas que precisam se valorizar mais e dar menos importância às outras pessoas. Pessoas que precisam curar feridas interiores e se enxergar como realmente são sem dramas e exageros.

17. AMAZONITA

Equilibra as energias masculina e feminina. Suaviza traumas emocionais e ajuda a manifestar o amor universal. É a essência da afetividade. Indicada para pessoas que aparentam frieza e não conseguem falar o que sentem verdadeiramente. Pessoas que têm insegurança para se relacionar. Também para pessoas que estão passando por mudanças e precisam adaptar seu estado emocional a elas.

18. JADE VERDE

Harmoniza relacionamentos problemáticos promovendo o carinho, atenção, etc. Atrai amizades. Ajuda a pessoa a reconhecer os próprios valores e a se assumir por inteiro. Indicada para pessoas muito sensíveis que precisam equilibrar seu emocional. Adolescentes que precisam aprender o que é respeito e limites.

19. AVENTURINA

Promove a compaixão e a empatia. Ajuda a solucionar indisposições afetivas do nosso passado. Acalma a raiva. Estimula a viver de acordo com o seu coração. Indicada para pessoas que precisam acalmar seu coração repleto de mágoas, raivas e ressentimentos. Protege o chakra cardíaco de influências negativas, harmonizando seu estado de espírito.

20. QUARTZO ROSA

Limpa o chakra cardíaco. Dissipa ressentimentos e enche o coração de amor. Cura decepções. Conecta a energia da pessoa com o sentido da perfeição divina e o amor universal. Indicada para pessoas que precisam aceitar o que estão passando. Pessoas muito ansiosas e preocupadas, que precisam se equilibrar e trabalhar sua autoestima.

21. ÁGUA-MARINHA

Invoca a tolerância com as pessoas. Estimula a afinidade com a nossa parte sensitiva. Rompe programas antigos de autoderrota. Facilita a comunicação promovendo a expressão de si mesmo. Eleva o padrão vibratório para a esfera angélica. Aflora a mediunidade com equilíbrio e tranquilidade. Indicada para pessoas que precisam de estímulo e ânimo para continuar trabalhando a serviço de si mesmas e da humanidade.

22. TOPÁZIO AZUL

Elimina a dúvida. Ajuda a ser em vez de fazer. Promove a vontade de compartilhar. Ajuda na expressão de nossas ideias. Indicada para aqueles que precisam viver de acordo com a sua verdade, suas aspirações e sentem dificuldade.

23. TURQUESA

Elimina antigos juramentos, inibições e proibições, deixando a alma se expressar como antes. Dissipa a autossabotagem. Indicada para pessoas que precisam se soltar e ganhar a liberdade de serem elas mesmas sem carregar medos ou culpas.

24. LARIMAR

Facilita a comunicação com todos os reinos da natureza. Combate comportamentos autodestrutivos e elimina bloqueios autoimpostos. Indicada para quem precisa controlar a própria vida e parar de colocar no externo ou em outras pessoas a culpa pelo que está vivenciando.

25. HEMIMORFITA

Ajuda a assumir a responsabilidade pela própria felicidade. Estimula a responsabilidade pessoal. Alivia a ansiedade. Ajuda a se desapegar emocionalmente dos resultados e auxilia a se manter aberto e franco em sua comunicação. Indicada para as pessoas que precisam assumir a responsabilidade pela sua própria felicidade, fazendo com que se abram para ser a expressão verdadeira de si mesmas.

26. LÁPIS-LAZÚLI

Libera o estresse trazendo uma paz profunda. Traz serenidade e estimula as faculdades da mente. É a essência das virtudes. Auxilia a pessoa a ter compreensão das causas da somatização, promovendo assim a cura. Promove a autoaceitação e eleva a autoestima. Indicada para pessoas que precisam relaxar e compreender a verdadeira causa de suas somatizações.

27. SODALITA

Ajuda na meditação, na intuição. Estimula a pessoa a buscar a verdade e a manter seu idealismo. É a essência para encontrar respostas para as buscas interiores. Indicada para pessoas com confusão mental, servidão intelectual, ataques de pânico, trazendo o equilíbrio mental e emocional.

28. APATITA

Diminui a alienação, estimula o intelecto, a inspiração, desenvolve dons psíquicos e a sintonização espiritual. Reduz a irritabilidade e a exaustão emocional. Ameniza a frustração e auxilia na comunicação. Indicada para pessoas que estão exauridas emocionalmente e precisam se recuperar. Também para aqueles que querem desenvolver dons psíquicos e a espiritualidade.

29. QUARTZO AZUL

Acalma a mente, trazendo esperança. Ajuda a entender nossa natureza espiritual. É um poderoso antidepressivo que eleva o ânimo e traz uma paz profunda. Auxilia combatendo o estresse e as tensões geradas por ele. Indicada para pessoas que se encontram em depressão ou que estão sob um alto nível de estresse e precisam encontrar a sua paz.

30. CALCEDÔNIA AZUL

Abre a mente para novas ideias e ajuda na aceitação de novas situações. Auxilia na comunicação trazendo flexibilidade mental e fluência verbal. Favorece a percepção de si mesmo e a capacidade de olhar o futuro com otimismo. Indicada para pessoas que precisam se abrir para novas situações e olhar para o futuro com otimismo.

31. QUARTZO CRISTALINO

Sintoniza a pessoa com a energia da cura. Eleva seu padrão vibratório ao nível mais elevado possível. Intensifica as capacidades psíquicas e as sintoniza com seu propósito espiritual. Indicada para aqueles que precisam se conectar com seu eu interior, promovendo a autocura.

32. QUARTZO RUTILADO

Facilita o contato com a orientação espiritual elevada. Favorece a canalização e a viagem astral. Elimina questões de vidas passadas, trazendo a compreensão de suas interferências no presente. Antidepressivo, alivia medos, fobias e ansiedade. Promove o perdão em todos os níveis. Indicada para pessoas que precisam se livrar de questões do passado e vibrar o perdão.

33. AMETISTA

Favorece estados de consciência mais elevados. Aguça a percepção espiritual. Favorece a sobriedade combatendo vícios. Promove a mudança de padrão vibratório, atraindo mentores e facilitando a abertura de dons mediúnicos. Indicada para pessoas que precisam se libertar de hábitos viciosos, promovendo uma mudança em seu padrão vibratório.

34. SAFIRA ROXA

Ativa o chakra coronário, a glândula pineal, criando uma abertura para a espiritualidade. Acalma pessoas emocionalmente instáveis. Indicada para pessoas que precisam equilibrar sua mediunidade e seu campo emocional.

35. AMETRINA

Protege contra ataques psíquicos, ameniza o estresse e as tensões na cabeça, acalmando a mente, trazendo foco e atenção. Aumenta a aceitação entre as pessoas, trabalhando o preconceito e as contradições. Diminui as expectativas emocionais negativas promovendo o bem-estar e o otimismo. Indicada para pessoas que precisam positivar seu campo mental, trazendo bem-estar e tranquilidade para a sua mente.

AS ESSÊNCIAS VIBRACIONAIS DE PEDRAS, AS CORES E OS CHAKRAS

Como já vimos, o Ser humano é composto de um corpo físico e outros corpos e estruturas sutis. Vimos também que este campo energético, onde estão armazenadas todas as informações captadas durante a existência do ser na matéria, é denominado aura. É nela que estão localizados os chakras, que são as estruturas responsáveis pela troca de informações do ser com o meio ambiente.

Assim, de acordo com a frequência vibratória de cada chakra, podemos associar as essências de cristais compatíveis com as suas finalidades específicas:

CHAKRA BÁSICO (PEDRAS VERMELHAS E PRETAS)

- Turmalina negra: limpeza e purificação
- Ônix: proteção e sustentação
- Rubi: energia e motivação
- Jaspe vermelho: ancoramento e sexualidade
- Opala vermelha: proteção e limpeza

CHAKRA ESPLÊNICO (PEDRAS LARANJA)

- Citrino: autoestima e poder pessoal
- Cornalina: vitalidade e coragem
- Âmbar: concretização das ideias
- Calcita laranja: energia e antidepressivo
- Ágata laranja: limpeza do passado

CHAKRA GÁSTRICO (PEDRAS AMARELAS)

- Topázio-imperial: capacidades pessoais
- Jade amarelo: convivência e respeito
- Opala amarela: responsabilidade e limite
- Calcita amarela: expansão
- Pedra do sol: magnetismo pessoal

CHAKRA CARDÍACO (PEDRAS VERDES E ROSA)

- Esmeralda: relacionamentos
- Amazonita: afetividade e eliminação de traumas
- Jade verde: equilíbrio emocional
- Aventurina: compaixão e perdão
- Quartzo rosa: amor universal

CHAKRA LARÍNGEO (PEDRAS AZUL-CLARAS)

- Água-marinha: tolerância
- Topázio azul: expressão das ideias
- Turquesa: autoexpressão
- Larimar: comportamentos autodestrutivos
- Hemimorfita: responsabilidade pessoal

CHAKRA FRONTAL (PEDRAS AZUL-ESCURAS)

- Lápis-lazúli: combate o estresse
- Sodalita: equilíbrio Mental
- Calcedônia: otimismo e novas ideias
- Quartzo azul: ânimo e paz mental
- Apatita: exaustão emocional e mental

CHAKRA CORONÁRIO (PEDRAS VIOLETA E TRANSPARENTES)

- Quartzo Cristalino: autocura
- Quartzo Rutilado: perdão
- Ametista: mediunidade
- Safira: equilíbrio mediúnico
- Ametrina: proteção contra ataques psíquicos

ESSÊNCIAS DE PEDRAS E OS FATORES DOS ORIXÁS

Como já citamos anteriormente, existem sete formas de crescimento dos cristais nas quais os átomos se ligam criando estruturas reticulares, retedoras ou refletoras da luz. Estruturas estas que dão forma, brilho, cor às rochas e aos minérios. Rubens Saraceni em seu livro *Magia Divina das Sete Pedras Sagradas* (2010) associou os sete princípios criadores, que na realidade são as sete estruturas criadoras geradoras, aos sete sentidos da vida, às sete irradiações divinas presentes na Natureza.

A partir desta associação e do estudo das pedras específicas de cada Orixá, pudemos relacionar as essências dos cristais com as suas irradiações divinas específicas e seus fatores.

Pelas cores, Rubens Saraceni dividiu as pedras da seguinte maneira:

- **Pedras de quartzo transparente:** simbolizam o sentido da fé, representado pelos Orixás Oxalá e Logunan.

- **Pedras rosa:** simbolizam o sentido do amor, representado pelos Orixás Oxumaré e Oxum.

- **Pedras verdes:** simbolizam o conhecimento, representado pelos Orixás Oxóssi e Obá.

- **Pedras vermelhas:** simbolizam o sentido da justiça, representado pelos Orixás Xangô e Oroiná.

- **Pedras azul-escuras:** simbolizam o sentido da lei, representado pelos Orixás Ogum e Iansã.

- **Pedras violeta:** simbolizam o sentido da evolução, representado pelos Orixás Obaluaê e Nanã.

- **Pedras azul-claras:** simbolizam o sentido da geração, representado pelos Orixás Omolu e Iemanjá.

Utilizando também pedras específicas de determinados orixás e seus fatores divinos, separamos as essências de cristais da seguinte forma:

- **Turmalina negra:** Exu, atuando com os fatores: isolador, bloqueador, invertedor, entre outros.

- **Ônix:** Omolu, atuando com os fatores: consolidador, estabilizador, neutralizador, paralisador, entre outros.

- **Rubi:** Ogum, atuando com os fatores: fortalecedor, potencializador, firmador, entre outros.

- **Jaspe vermelho:** Pombagira, atuando com os fatores: apaixonador, estimulador, excitador, entre outros.

- **Opala vermelha:** Oroiná, atuando com os fatores: afogueador, energizador, ajuizador, entre outros.

- **Citrino:** Iansã, atuando com os fatores: mobilizador, distribuidor, removedor, entre outros.

- **Cornalina:** Oroiná, atuando com os fatores: consumidor, aquecedor, incandescedor, entre outros.

- **Âmbar:** Iansã, atuando com os fatores: dissipador, impelidor, movimentador, entre outros.

- **Calcita laranja:** Oroiná, atuando com os fatores: energizador, fundidor, consumidor, entre outros.

- **Ágata laranja:** Xangô, atuando com os fatores: graduador, equilibrador, acendedor, entre outros.

- **Topázio-imperial:** Xangô, atuando com os fatores: reforçador, flamejador, expedidor, entre outros.

- **Jade amarelo:** Ogum, atuando com os fatores: desobstruidor, aprumador, firmador, entre outros.

- **Opala amarela:** Oxumaré, atuando com os fatores: irizador, renovador, dissolvedor, entre outros.

- **Calcita amarela:** Iansã, atuando com os fatores: rareador, dissipador, removedor, entre outros.

- **Pedra do sol:** Xangô, atuando com os fatores: expelidor, reforçador, purificador, entre outros.

- **Esmeralda:** Oxóssi, atuando com os fatores: memorizador, conhecedor, apontador, entre outros.

- **Amazonita:** Oxóssi, atuando com os fatores: canalizador, afinizador, enxertador, entre outros.

- **Jade verde:** Obá, atuando com os fatores: concentrador, racionalizador, condensador, entre outros.

- **Aventurina:** Obá, atuando com os fatores: retedor, fixador, armazenador, entre outros.

- **Quartzo rosa:** Oxum, atuando com os fatores: encantador, harmonizador, amorosador, entre outros.

- **Água-marinha:** Iemanjá, atuando com os fatores: baldeador, fluidificador, maleabilizador, entre outros.

- **Topázio azul:** Iemanjá, atuando com os fatores: alastrador, ancorador, gerador, entre outros.

- **Turquesa:** Omolu, atuando com os fatores: filtrador, esgotador, neutralizador, entre outros.

- **Larimar:** Iemanjá, atuando com os fatores: ancorador, liquefazedor, fluidificador, entre outros.

- **Hemimorfita:** Omolu, atuando com os fatores: consolidador, acumulador, estabilizador, entre outros.

- **Lápis-lazúli:** Ogum, atuando com os fatores: ampliador, duplicador, potencializador, entre outros.

- **Sodalita**: Ogum, atuando com os fatores: regulador, inibidor, rompedor, entre outros.

- **Calcedônia:** Ogum, atuando com os fatores: ampliador, abridor, coordenador, desembaraçador, potencializador, entre outros.

- **Quartzo azul:** Iansã, atuando com os fatores: agitador, acelerador, dissipador, mobilizador, entre outros.

- **Apatita:** Ogum, atuando com os fatores: abridor, alargador, ampliador, entre outros.

- **Quartzo cristalino:** Oxalá, atuando com os fatores: alinhador, amoldador, concentrador, entre outros.

- **Quartzo rutilado:** Logunan, atuando com os fatores: temporizador, conduzidor, retornador, entre outros.

- **Ametista:** Nanã, atuando com os fatores: transmutador, evoluidor, amadurecedor, entre outros.

- **Safira roxa:** Obaluaê e Nanã, atuando com os fatores: saneador, evoluidor, transmutador, entre outros.

- **Ametrina:** Nanã, atuando com o fator decantador, transmutador, entre outros.

INDICAÇÃO E POSOLOGIA

As essências de pedras poderão ser escolhidas de várias maneiras:

- aleatoriamente pelo paciente, como já citado anteriormente;

- pelas suas propriedades, de acordo com a necessidade detectada pelo terapeuta;

- pela cor do chakra afetado, de acordo com o desequilíbrio apresentado pelo paciente;

- pelo fator determinado do Orixá, para mobilizar o que se quer tratar no paciente.

Entre muitas outras, de acordo com a conveniência e a necessidade do terapeuta, dentro do tratamento da pessoa.

As essências de pedras poderão ser utilizadas individualmente ou ministradas com outras essências do sistema, de acordo com a avaliação do terapeuta.

Para utilizá-las individualmente, sugerimos que seja preparada de acordo com a seguinte metodologia:

Para indicação das Essências de Pedras faremos um alinhamento do indivíduo com as cores das pedras, suas estruturas cristalinas e as formas dos sólidos de Platão.

São estas as três características que usaremos para impregnar vibracionalmente nossos compostos e não as substâncias químicas que as formam (apesar de sabermos que são estas substâncias que dão a estrutura molecular cristalina e a cor de cada pedra):

- a cor da pedra tem uma vibração específica que se relaciona com suas propriedades vibracionais, além de ser a linha mestra de nosso Sistema;
- a estrutura molecular cristalina representa o interior da pedra, seu microcosmo, sua característica própria a nível interno e atômico;
- os sólidos de Platão representam a forma exterior que podemos dar às pedras para impregnar nossas essências para que suas formas irregulares não passem mensagens inadequadas aos nossos compostos. Escolhemos estas formas por serem formas perfeitas e usadas na magia e na alquimia como referência para matemáticos, magos, místicos, etc.

Para relacionar essas três características para cada paciente na escolha das essências, criamos tabelas em três dimensões planificadas (trazidas para as duas dimensões). Como relacionar então essas três características? O que descobrimos em comum a todas elas foram os números:

- o número da vibração da pedra é o que a faz absorver e refletir ondas luminosas coloridas;
- o número dos ângulos entre os eixos formados pelos átomos ou moléculas das pedras é o que dá sua estrutura cristalina particular;
- o número de faces, arestas e vértices dos sólidos de Platão.

Portanto, usaremos o poder dos números para encontrarmos a pedra ou as pedras a serem indicadas. Usaremos técnicas de numerologia adaptadas ao nosso Sistema para indicarmos nossos compostos de pedras ou cristais.

Iniciaremos este processo conseguindo a data de nascimento do paciente e anotando a data da consulta realizada com este paciente. Usaremos a data da consulta na qual faremos a escolha da essência de pedra especificamente. Unimos aqui informações próprias do paciente e do momento presente em que ele se encontra em forma de números:

Exemplo: data de nascimento 02/09/2000
e data da consulta 30/11/2017

Começamos somando os dígitos do dia, mês e ano, separadamente, da data de nascimento do paciente e da data da consulta, sendo que o ano deve ser usado com os quatro dígitos. Deve-se somar os números até obter um único dígito para cada um.

Na data de nascimento:

Dia: 02 = 2
Mês: 09 = 9
Ano: 2000 = 2

Na data da consulta:

Dia: 30 = 3
Mês: 11 = 2
Ano: 2017 = 10 = 1

Em seguida, somamos os dígitos obtidos dos dias em ambas as datas, dos meses em ambas as datas e dos anos em ambas as datas.

Fazemos esta soma até chegar a dois dígitos (no caso de obter um único dígito, transformamos em dois colocando um zero à sua frente).

Somando os números dos dias: 2+3 = 5 ou 05 (para ter dois dígitos).

Somando os números dos meses: 9+2 = 11 (já tem 2 dígitos).

Somando os números dos anos: 2+1 = 3 ou 03 (para ter 2 dígitos).

Assim obtemos um número de dois dígitos para a soma dos dias, um para a soma dos meses e um para a soma dos anos.

- **Relacionaremos o número obtido dos dias com as cores das pedras. Isto por analogia com os sete dias da semana e as sete cores do arco-íris.**

- **Relacionaremos o número obtido da soma dos meses com as estruturas cristalinas, como se os meses representassem a estrutura interna do ano.**

- **Relacionaremos o número obtido da soma dos anos com os sólidos de Platão, como se o ano representasse a estrutura mais externa das datas usadas.**

Agora devemos converter o número obtido da soma dos dias, que pode ser de um a nove, em apenas sete números (relacionados às sete cores). Para isto, utilizaremos outro recurso da numerologia, que é a tabela de conversão em sete números.

TABELA 01 DE CONVERSÃO EM 7
(RELACIONA O NÚMERO DOS DIAS COM AS SETE FAIXAS DE CORES)

TAB. 01	PRIMEIRO DÍGITO	
S E G U N D O DIG.	0	1
0	1	4
1	2	5
2	3	6
3	4	7
4	5	1
5	6	2
6	7	3
7	1	4
8	2	5
9	3	6

- Exemplo: soma dos dias = 05
  Primeiro dígito 0; segundo dígito 5

Unindo a coluna do 0 com a linha do 5 na tabela 01 obteremos o número 6.

Sendo que, se o resultado for 1, será relacionado com a cor violeta ou branca, e assim sucessivamente conforme o que está a seguir:

1. Violeta ou Branco
2. Índigo
3. Azul
4. Verde ou Rosa
5. Amarelo
6. Laranja
7. Vermelho ou Preto

- No exemplo: Número 6 = cor laranja

Depois, repetimos o processo para os números obtidos com a soma dos meses e dos anos. Para isto, usaremos as tabelas a seguir.

TABELA 02 DE CONVERSÃO EM 7
(RELACIONA O NÚMERO DOS MESES
COM AS SETE ESTRUTURAS CRISTALINAS)[23]

TAB.	PRIMEIRO NÚMERO		
02		0	1
S	0	0	2
E	1	1	3
G	2	2	4
U	3	3	5
	4	4	6
N	5	5	7
D	6	6	0
O	7	7	1
	8	0	2
Nº	9	1	3

Sendo que:

0. Sem estrutura cristalina
1. Monoclínica
2. Cúbica
3. Triclínica
4. Tetragonal
5. Trigonal
6. Hexagonal
7. Ortorrômbica

- No exemplo:
Soma dos meses = 11
Primeiro dígito 1; segundo dígito 1

---

23. No conjunto das essências de pedras, encontram-se cristais de cada uma das sete estruturas cristalinas e também pedras que não formam nenhuma estrutura cristalina. Por isso, consideramos aqui, além do número de 1 a 7, referentes ao número das estruturas, o número 0, que corresponderá às pedras que não possuem esta estrutura, somando oito tipos.

Unindo a coluna do 1 com a linha do 1 pela tabela 02, obteremos o número 3. O número 3 = estrutura cristalina Triclínica.

TABELA 03 DE CONVERSÃO EM 5
(RELACIONA O NÚMERO DOS ANOS COM OS CINCO SÓLIDOS DE PLATÃO)

TAB. 03	PRIMEIRO NÚMERO	
	0	1
S	0	1	1
E	1	2	2
G	2	3	3
U	3	4	4
	4	5	5
N	5	1	1
D	6	2	2
O	7	3	3
	8	4	4
Nº	9	5	5

Sendo que:

1. Tetraedro
2. Hexaedro
3. Octaedro
4. Dodecaedro
5. Icosaedro

- No exemplo:
Soma dos anos = 03
Primeiro digito é 0; Segundo dígito é 3

Unindo a coluna do 0 e a linha do 3 na tabela 03, obteremos o número 4.

O número 4 representa a forma do sólido de Platão = dodecaedro.

Agora temos uma cor, uma estrutura cristalina e um sólido de Platão escolhidos numerologicamente e com base na data de nascimento do paciente e na data da consulta do momento presente.

Vamos relacionar essas três características em nossa tabela em 3D. Devemos imaginar um prédio de vários andares que contenha apenas elevadores. Na verdade, 35 elevadores, um do lado do outro. A planta baixa desse prédio seria assim (olhando de cima):

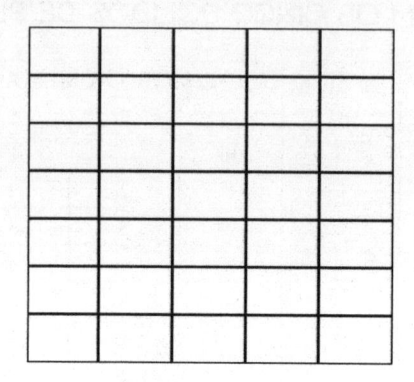

A estrutura 3D seria assim (olhando de fora):

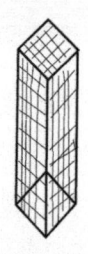

Então, podemos pegar apenas um dos 35 elevadores e subir até um único andar dos oito existentes neste prédio. Isso será possível por meio da união do espaço definido por uma altura, uma largura e um comprimento, ou seja, três dimensões.

Para definirmos qual dos elevadores escolher, imaginemo-nos no térreo desse prédio. O comprimento desse "andar térreo" será escolhido por uma das sete cores que encontramos nos cálculos numerológicos e a largura será escolhida por um dos cinco sólidos de Platão achados nos cálculos numerológicos.

- No exemplo: a cor escolhida pelos cálculos foi a laranja e o sólido escolhido nos cálculos foi o dodecaedro.

Com estes dados usamos a tabela da página a seguir que corresponderia ao ANDAR TÉRREO DESSE PRÉDIO:

	Tetraedro	Hexaedro	Octaedro	Dodecaedro	Icosaedro
Transparente / Violeta	1 Quartzo cristalino	2 Quartzo rutilado	3 Ametista	4 Safira roxa	5 Ametrina
Índigo	6 Lápis-lazúli	7 Sodalita	8 Calcedônia	9 Quartzo azul	10 Apatita
Azul	11 Larimar	12 Topázio azul	13 Água-marinha	14 Turquesa	15 Hemimorfita
Verde / Rosa	16 Amazonita	17 Jade verde	18 Esmeralda	19 Aventurina	20 Quartzo rosa
Amarelo	21 Calcita amarela	22 Jade amarelo	23 Opala amarela	24 Pedra do sol	25 Topázio-imperial
Laranja	26 Citrino	27 Cornalina	28 Âmbar	29 Calcita laranja	30 Ágata laranja
Vermelho / Preto	31 Turmalina negra	32 Ônix	33 Jaspe vermelho	34 Rubi	35 Opala vermelha

Assim, com base nesta tabela, estamos escolhendo qual dos elevadores usaremos para subir pelo prédio e ao mesmo tempo já determinaremos uma das pedras do composto que será utilizado com o cliente.

- No exemplo: unindo a coluna do dodecaedro com a linha da cor laranja da tabela, obteremos o elevador 29 (quarta coluna da esquerda para a direita e sexta linha de cima para baixo) e a pedra calcita laranja.

Falta agora definir para qual dos oito andares iremos subir por este elevador, sempre na mesma posição.

Cada um dos andares representa uma estrutura cristalina.

- 1º andar: estrutura Monoclínica;
- 2º andar: estrutura Cúbica;
- 3º andar: estrutura Triclínica;
- 4º andar: estrutura Tetragonal;
- 5º andar: estrutura Trigonal;
- 6º andar: estrutura Hexagonal;
- 7º andar: estrutura Ortorrômbica;
- 8º andar: não cristalino.

Subindo por determinado elevador até o andar escolhido pela estrutura cristalina escolhida na tabela acima, iremos encontrar uma ou duas outras pedras para adicionarmos em nosso composto.

- No exemplo: a estrutura Triclínica leva ao terceiro andar.

Para isso, devemos consultar a tabela correspondente ao andar escolhido, lembrando que se deve procurar ali a mesma posição do número que foi encontrada no térreo, mas encontraremos ali um número diferente, que corresponderá à pedra na legenda logo abaixo da tabela.

- No exemplo: vamos ao terceiro andar na posição do elevador número 29 (quarta coluna e sexta linha).

PRIMEIRO ANDAR – MONOCLÍNICOS

1	1	1	3	3
1	1	1	3	3
1	1	1	3	3
1	1	1 2	2	2
3	3	2	2	2
3	3	2	2	2
3	3	2	2	2

1. Jade verde
2. Jade amarelo
3. Pedra do sol

Obs.: A posição do elevador no centro da tabela corresponde a duas pedras: 1 e 2.

SEGUNDO ANDAR – CÚBICOS

1	1	1	1	1
1	1	1	1	1
1	1	1	1	1
1_2	1_2	1_2	1_2	1_2
2	2	2	2	2
2	2	2	2	2
2	2	2	2	2

1. Sodalita
2. Lápis-lazúli

Obs.: Neste caso os elevadores da linha central corresponderão a duas pedras cada.

TERCEIRO ANDAR - TRICLÍNICOS

1	1	1_2	2	2
1	1	1_2	2	2
1	1	1_2	2	2
1 3	1 3	1 2 3 4	2 4	2 4
3	3	3 4	4	4
3	3	3 4	4	4
3	3	3 4	4	4

1. Pedra do sol
2. Amazonita
3. Turquesa
4. Larimar

Obs.: o elevador central aqui corresponde a quatro pedras e às faixas centrais formando uma cruz que correspondem a duas pedras cada.

- No exemplo: terceiro andar. A posição do elevador 29 (quarta coluna da esquerda para a direita e sexta linha de cima para baixo) corresponde nesta tabela ao número 4 = Larimar. Portanto, esta é a segunda pedra do composto do cliente junto com a calcita laranja encontrada anteriormente.

QUARTO ANDAR - TETRAGONAL

1	1	1	1	1
1	1	1	1	1
1	1	1	1	1
1	1	1	1	1
1	1	1	1	1
1	1	1	1	1
1	1	1	1	1

1. Quartzo rutilado

Obs.: Qualquer elevador neste andar corresponderá à mesma pedra.

QUINTO ANDAR – TRIGONAIS

5	1	1	1	6
5	2	2	2	6
9	14	14	14	6
5	12	11	13	10
9	16	16	16	10
	12	11	13	
9	15	15	15	10
7	12	11	13	8
7	3	3	3	8
7	4	4	4	8

1. Jaspe vermelho
2. Ônix
3. Turmalina negra
4. Ágata laranja
5. Calcita laranja
6. Cornalina
7. Citrino
8. Calcita amarela
9. Quartzo rosa
10. Aventurina
11. Quartzo azul
12. Calcedônea
13. Lápis-lazúli
14. Ametrina
15. Ametista
16. Quartzo transparente

Obs.: Aqui os 13 elevadores marcados com um círculo correspondem a duas pedras cada.

SEXTO ANDAR - HEXAGONAIS

1	2	3	4	5
1	2	3	4	5
1	2	3	4	5
1	2	3	4	5
1	2	3	4	5
1	2	3	4	5
1	2	3	4	5

1. Safira roxa
2. Apatita
3. Água-marinha
4. Esmeralda
5. Rubi

SÉTIMO ANDAR - ORTORRÔMBICOS

1	1	1	3	3
1	1	1	3	3
1	1	1	3	3
1	1	1 2	2	2
3	3	2	2	2
3	3	2	2	2
3	3	2	2	2

1. Topázio-imperial
2. Hemimorfita
3. Topázio azul

OITAVO ANDAR – ESTRUTURAS NÃO CRISTALINAS

1	1	1	3	3
1	1	1	3	3
1	1	1	3	3
1	1	1 2	2	2
3	3	2	2	2
3	3	2	2	2
3	3	2	2	2

1. Opala amarela
2. Opala vermelha
3. Âmbar

VEJAMOS OUTRO EXEMPLO:

Data de nascimento: 29-07-1989
Data da consulta: 01-09-2007

Somando os números:

29 = 2 + 9=11 e 1 + 1 = 2 corresponde ao dia do nascimento.
07 = 7 corresponde ao mês do nascimento.
1989 = 1 + 9 + 8 + 9 = 27 e 2 + 7 = 9 corresponde ao ano do nascimento.
01 = 1 corresponde ao dia da consulta.
09 = 9 corresponde ao mês da consulta.
2007 = 2 + 0 + 0 + 7 = 9 corresponde ao ano da consulta.

Somando o número dos dias até dois dígitos: 2 + 1 = 03
Somando os números dos meses até dois dígitos: 7 + 9 = 16
Somando os números dos anos até dois dígitos: 9 + 9 = 18

Usando as tabelas de conversão:

- Para achar a cor:
  03 na Tabela 01 encontramos o número 4, que corresponde ao verde ou rosa.

- Para achar a estrutura cristalina:
  16 na Tabela 02 encontramos o número 0, que corresponde às pedras sem estrutura cristalina.

- Para achar a forma do sólido de Platão:
  18 na Tabela 03 encontramos o número 4, que corresponde ao dodecaedro.

Então, procuraremos a cor verde com a forma do dodecaedro na tabela correspondente ao andar térreo e encontraremos o número 19 (quarta coluna e quarta linha) com a pedra AVENTURINA (guarde o nome desta pedra). Subindo por esta posição neste elevador até o oitavo andar (pedras sem estrutura cristalina – ver TABELA), encontramos a pedra opala vermelha. Então, este composto deve ser formado pela essência vibracional da aventurina, que contém a cor e a forma do sólido de Platão indicados, mais a pedra opala vermelha, que é o resultado final de nosso cálculo e que contém a estrutura cristalina indicada e se relaciona geometricamente com a aventurina, pois está na mesma posição, apenas em um andar diferente.

POSOLOGIA

A posologia é a mesma dos outros compostos do Sistema: sete gotas tomadas três vezes ao dia.

5

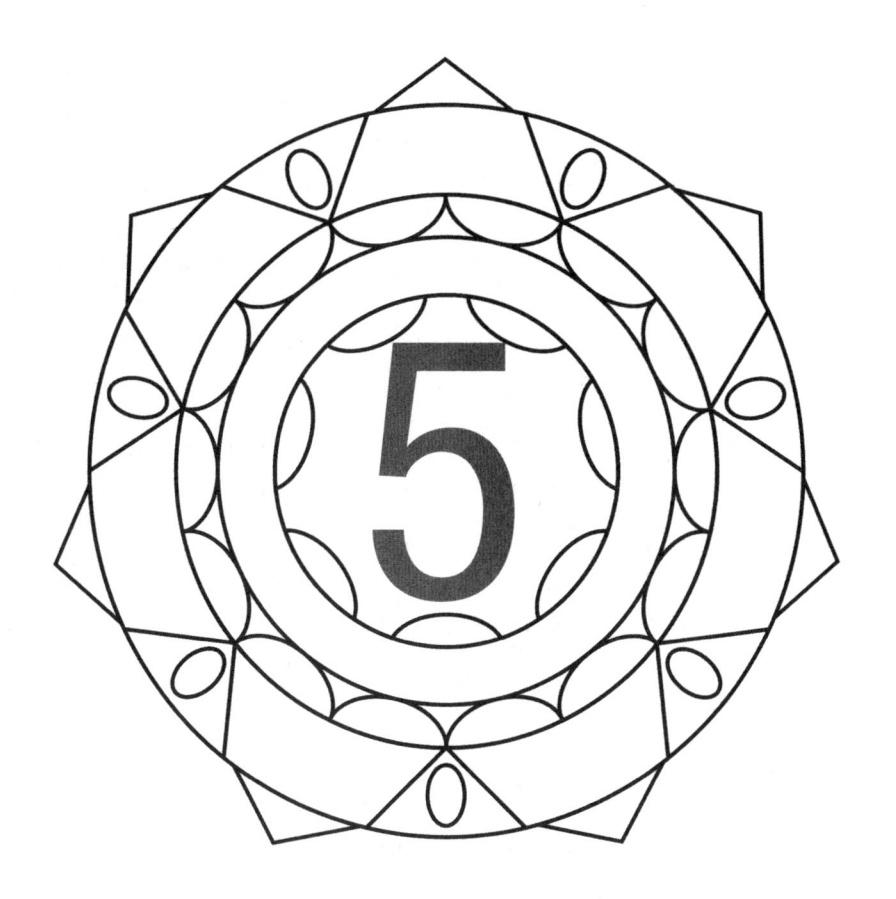

ESSÊNCIAS VIBRACIONAIS DOS ANIMAIS

OS ANIMAIS

Na sucessão ecológica, quando as raízes das árvores atingem as rochas absorvendo seus minerais, estes passam a integrar a sua seiva na elaboração de flores e frutos. Estes frutos atraem pássaros e outros animais para esta comunidade que se aproxima do clímax ecológico e os animais atraem outros animais até o topo da cadeia alimentar. Na sucessão terapêutica, representamos este estágio com as essências vibracionais dos animais.

O Reino Animal se divide basicamente em duas categorias: vertebrados (que possuem vértebras, ossos que compõem a coluna vertebral) e invertebrados (que não possuem vértebras ou crânio).

Os invertebrados chegam a se assemelhar muitas vezes aos vegetais e se ligam evolutivamente com eles também, como é o caso dos corais, que lembram muito as plantas pela forma e pelas cores. O que diferencia biologicamente um animal de um vegetal é que o vegetal possui na maioria das vezes a capacidade de realizar fotossíntese e contém, em suas células, a fibra vegetal em suas paredes celulares.

Os vertebrados se aproximam muito mais do homem por suas características físicas, genéticas, evolutivas e espirituais, sendo os mamíferos, principalmente os da ordem dos primatas, os que mais semelhanças apresentam. O que nos distingue deles é a capacidade de raciocínio, a capacidade de desenvolver culturas sociais, tecnologias, etc. Alguns deles chegam até a desenvolver características humanas, como os diferentes tipos de temperamentos, por exemplo, coisa que os outros reinos, como os vegetais, jamais conseguiriam.

O homem é considerado um animal pela Biologia, mas pelas teorias espiritualistas forma um reino à parte e superior ao dos animais. A alma, nos animais superiores, já consegue ter certo livre-arbítrio, uma individualidade e um temperamento, com os quais podemos identificar muitas vezes semelhanças aos arquétipos criados para representar as características dos tipos de personalidades ou temperamentos humanos.

Rudolf Steiner, em sua pedagogia Waldorf, utiliza as fábulas, lendas, histórias de animais para trabalhar o desenvolvimento da criança em suas virtudes quando o espírito passa a se apropriar de sua chegada ao mundo, quando ela começa a descobrir quem ela é e a que veio. Trabalha por meio das fábulas a identificação das qualidades ou virtudes humanas apresentadas nos animais: a lebre é rápida; a tartaruga, lenta; a formiga, trabalhadora, etc. A criança, sai dos contos de fadas, dos mundos espirituais e começa a desenvolver sua chegada à Terra. Apresenta, no desenvolvimento da sua alma, as virtudes humanas expressas e identificadas nos animais. Também estuda as características de temperamentos divididos em quatro tipos: Fleumático, Colérico, Sanguíneo e Melancólico, de acordo com os elementos que os mobilizam, suas características psíquicas e também fisiológicas.

O Xamanismo desenvolve estas virtudes e características de personalidade através do seu animal de poder. Segundo ele, a simbologia animal está profundamente gravada no inconsciente coletivo da humanidade e o ser humano herda sentimentos e recordações inconscientes que condicionam seu comportamento consciente.

Assim, aprendendo sobre os aspectos animais de sua própria natureza, podem se conectar com padrões instintivos que guiam o comportamento dos animais e que estão presentes nos seres humanos como uma fonte inesgotável de sabedoria. Os animais de poder são manifestações dos poderes arquetípicos ocultos que estão por trás das transformações humanas.

Segundo a Alquimia, tudo o que existe na natureza possui determinadas qualidades, paixões ou virtudes, e, se há expressões destas qualidades ou virtudes nas coisas expressas na Natureza, elas poderão provocar tal qualidade, expressão ou virtude também. Assim, se quisermos adquirir tal qualidade ou virtude, podemos procurar algum animal, por exemplo, no qual esta propriedade exista de forma mais eminente. Agrippa diz que:

> *Se quisermos promover o amor, procuremos os animais mais amáveis, como pombas, rolas e*

pássaros; se quisermos aumentar a coragem, procuremos um leão ou um galo. (2008)

As virtudes expressas por intermédio dos animais estão diretamente em sintonia com as qualidades humanas e, muitas vezes, também com as qualidades estabelecidas em determinados arquétipos, por exemplo o dos signos solares. Assim, a influência dos signos, casas e planetas da astrologia já pode ser identificada nos animais por sua identificação com os arquétipos estabelecidos para os seres humanos.

Segundo os arquétipos astrológicos:

- **Áries:** temperamento ativo, enérgico, agressivo, ansioso, impaciente, extrovertido, de ação.

- **Touro:** temperamento tranquilo, estável, pacífico, possessivo, ciumento, apegado, sensual, tem necessidade de segurança, estabilidade.

- **Gêmeos:** temperamento melancólico, emotivo, nervoso, com uma agitação mental, crítico, móvel, social, influenciável, instável, indeciso.

- **Câncer:** temperamento passivo, sensível, necessidade de ternura e proteção, mudanças de humor, nostálgico, conservador.

- **Leão:** temperamento ardente, dominador, autoritário, apaixonado, com grande confiança em si mesmo, vontade forte, determinação, leal, orgulhoso.

- **Virgem:** temperamento tranquilo, cuidadoso, prático, detalhista, interiorizado, reservado, não gosta de expressar seus sentimentos e emoções.

- **Libra:** temperamento equilibrado, dócil, refinado, afetuoso, sensível, procura viver em harmonia.

- **Escorpião:** temperamento instintivo, crítico, curioso, profundo, exigente, intransigente, avesso à traição ou abandono.

- **Sagitário:** temperamento dinâmico, energético, gosta da natureza, da aventura, da exploração, generoso, simpático.

- **Capricórnio:** temperamento recluso e profundo, não quer depender de ninguém, responsável, seletivo, obediente.

- **Aquário:** temperamento impulsivo, dinâmico, independente, compreensivo, tolerante, aventureiro, inventivo.

- **Peixes:** temperamento emotivo, terno, afetuoso, sensível, compassivo.

Com certeza identificamos estas qualidades em muitos animais e por isso conseguimos trazer e trabalhar estas qualidades no ser humano com o auxílio das essências dos animais desenvolvidas neste Sistema.

O critério de escolha dos animais foi estabelecido pela necessidade de se trabalhar as virtudes que mais causam sintomas no ser humano se não forem equilibradas. Por isso as identificamos em animais específicos de onde foram extraídas as essências.

Citaremos a seguir com quais animais as correlações com estas virtudes foram estabelecidas e também suas características.

ESSÊNCIAS VIBRACIONAIS DOS ANIMAIS

As essências dos animais, como já dissemos, foram criadas para trabalhar e desenvolver as virtudes no homem. Assim, determinados tipos de essências vão incentivar e desenvolver certas virtudes que são consideradas positivas para o desenvolvimento do Ser Humano, enquanto outras irão coibir ou diminuir a ação de determinadas virtudes consideradas prejudiciais ao desenvolvimento do homem. De acordo com nossos estudos, procuramos destacar as virtudes que mais necessitam ser equilibradas no Ser Humano por estarem na causa da maioria dos sintomas hoje apresentados por ele.

Desenvolvemos então as seguintes essências com base na simbologia, mitologia e significados psíquicos de cada animal por analogia:

1. ABELHA

Este animal vive em sociedade onde cada um desempenha sua função hierárquica de uma maneira harmoniosa e eficaz. Esta essência auxilia a desenvolver uma consciência coletiva, respeito ao próximo, noção de limites, participação com responsabilidade, etc. Indicada para pessoas muito individualistas, egoístas, egocêntricas, com dificuldades em relacionamentos sociais, etc.

2. ÁGUIA

Este animal voa alto, muito rápido e preciso. É focado e é o animal que mais se aproxima do Sol sem se perder ou desviar. Esta essência trabalha a elevação do campo mental para um estágio maior de consciência, permitindo que a pessoa enxergue mais à frente. Indicada para pessoas que necessitam se lançar ao futuro, direcionando suas atitudes e seus pensamentos para onde desejam chegar.

3. ARARA

Ave que vive no estrato arbóreo superior e em áreas próximas da água. Vive em áreas que vão de clima de floresta tropical úmida até savanas secas. Uma vez que formam casal, não se separam mais, voando sempre aos pares. Esta essência traz a fidelidade como vibração. Indicada para pessoas que necessitam desenvolver esta virtude e possuem dificuldade. Também para aqueles que precisam lidar com questões relacionadas com este tema.

4. AVESTRUZ

Este animal é um dos mais velozes. Embora não voe, suas pernas ágeis e fortes permitem que ele atinja a velocidade de 80 quilômetros por hora e também lhe conferem uma resistência física muito grande, podendo viajar a 70 quilômetros por hora durante 30 minutos. Esta essência auxilia na dinâmica e na velocidade de raciocínio.

Indicada para pessoas com lentidão no raciocínio, dificuldade em elaborar os pensamentos com agilidade, falta de memória, etc.

5. BEIJA-FLOR

É uma ave delicada, pequena, muito sensível. Seus hábitos são muito específicos e requerem que a Natureza à sua volta, o ambiente seja bastante harmônica. Qualquer desequilíbrio as afeta. Possuem uma alimentação à base de néctar, plumagem iridescente e uma língua extensível e bifurcada. São as únicas aves capazes de voar em marcha a ré e de permanecerem imóveis no ar, pois conseguem bater as suas asas de 70 a 80 vezes por segundo. Esta essência traz o equilíbrio para esta sensibilidade excessiva. Indicada para pessoas extremamente sensíveis, que se abalam facilmente diante dos problemas da vida, muitas vezes se desestruturando a ponto de adoecerem. Para tratar extrema sensibilidade de toda ordem: física, emocional, mental, espiritual.

6. BORBOLETA

A borboleta é um animal com asas coloridas e leves. Traz uma beleza que lembra as fadas. Para chegar a ser assim, passou por um grande processo de transformação. Deixou de ser lagarta para se tornar borboleta. Assim, esta essência trabalha a transformação pessoal. Indicada para pessoas que estejam passando por um momento de transformação ou que necessitem de mudanças e tenham resistência. Ajuda para que esta transformação faça a pessoa caminhar para algo melhor e mais belo.

7. CABRA

É um dos menores ruminantes domesticados. Tem uma enorme resistência natural e capacidade de adaptação a condições extremas. São excelentes exploradoras e conseguem encontrar sua própria comida. Esta essência traz a adaptação pela obstinação. Indicada para pessoas que precisam manter a energia da vontade para conseguir ultrapassar situações adversas. Traz força de vontade, foco e obstinação.

8. CÃO

É o mais antigo animal domesticado pelo ser humano. É considerado o melhor amigo do homem, por sua afeição e companhia. Considerada a amizade mais forte e duradoura entre duas espécies tão distintas. Esta essência traz amorosidade, afeição, carinho, lealdade. Indicada para pessoas que estão carentes de afeto, sozinhas, precisando aprender a lidar com a troca de afetividade, etc.

9. CARNEIRO

É quase sempre criado em rebanhos, muito sensível, fonte de carne, laticínios, lã e couro. É um dos animais domésticos que não demonstram reações agressivas. É dócil e não possui nenhum mecanismo natural de defesa. Esta essência traz a submissão e a resignação. Indicada para pessoas que precisam desenvolver estas qualidades, muitas vezes necessárias para ultrapassarmos determinadas situações em nossa vida.

10. CARPA

É um peixe de criação muito valorizado no Oriente, pois significa para eles boa sorte, vida longa e perseverança. É um animal sagrado, que representa espíritos de luz. Indicada para pessoas que se desequilibram emocionalmente, dispersam-se facilmente e precisam se equilibrar para atingir seus objetivos.

11. CAVALO

Mamífero ungulado que depende de sua velocidade para escapar de predadores. Teve papel muito importante para os homens com o transporte, como montaria, puxando carruagens, carroças, bondes, arados, na cavalaria em batalhas, etc. Isso em virtude de sua agilidade, força e vigor. Esta essência traz dinamismo e força. Indicada para pessoas que estão sem força, sem movimento, sem agilidade e dinamismo em suas vidas.

12. CHIMPANZÉ

Dentre os mamíferos é um dos mais desenvolvidos. São muito sociáveis e possuem uma inteligência acima da média dos outros animais. Usam sons e gestos para se comunicarem com outros animais da sua espécie, chegando a desenvolver uma linguagem. Esta essência trabalha o uso do raciocínio lógico. Indicada para pessoas que precisam desenvolver o raciocínio, pessoas com dificuldade de entendimento, lentidão para conectar o pensamento, etc.

13. CIGARRA

As cigarras são animais que cantam incessantemente, muitas vezes até a morte. Fazem isso não só pela comunicação, mas como proteção, para manter seus predadores bem longe e para atrair as fêmeas para o acasalamento. Essa essência trabalha o falar demais. Indicada para pessoas que falam excessivamente, perdendo muita energia pela boca. Falam em excesso, em desarmonia com o pensamento, muitas vezes falam o que não deve, etc.

14. CISNE BRANCO

O cisne branco representa muitos personagens místicos em várias culturas. Traz a consciência do desenvolvimento espiritual. Esta essência auxilia a elevação do espírito. Indicada para pessoas que necessitam de elevação espiritual ou estejam nesta busca.

15. COBRA

Animal de sangue frio, réptil que tem a capacidade de abrir a mandíbula para ingerir presas muito maiores do que ele mesmo. Muitas espécies são venenosas e encontradas nos mais diferentes tipos de locais. Esta essência auxilia a pessoa a delimitar seu território, a impor limites e respeito. Indicada para pessoas que precisam se impor, estabelecer limites e sentem dificuldade ou resistência para isso.

16. COELHO

É um mamífero quadrúpede que se movimenta saltando com suas fortes patas traseiras. Ele tem um ciclo reprodutivo curto e pode gerar muitos filhotes. A fêmea pode parir de três a quatro vezes por ano. Esta essência trabalha a potência sexual e a compulsão. Indicada para pessoas que precisam equilibrar sua sexualidade.

17. CONDOR

Este animal consegue alcançar grandes altitudes e voa com muita habilidade. Consegue atingir lugares onde outros animais não conseguem, dando a ele uma liberdade única. Esta essência trabalha o extrapolar limites e romper barreiras. Indicada para pessoas que ainda estão muito presas e apegadas a ideias, conceitos, pessoas e precisam se libertar.

18. CORUJA

A coruja traz a habilidade de ver mesmo quando se está envolvido pelas sombras. Simboliza a sabedoria, a inteligência. Esta essência auxilia a pessoa a desenvolver o discernimento, a sabedoria. Indicada para pessoas que não conseguem enxergar as causas ou as saídas para seus problemas. Precisam tomar consciência e agir com sabedoria.

19. ELEFANTE

É o maior animal terrestre da atualidade, pesando entre quatro e seis toneladas. Herbívoro, possui dentes adaptados para cortar e arrancar as plantas. Ele é fiel a sua parceira, forma família, segue uma hierarquia coletiva. Esta essência traz as condições para a realização pessoal. Indicada para pessoas que não conseguem se realizar, estão com dificuldade em materializar seus sonhos e suas ideias e que, normalmente, se sentem frustradas.

20. FALCÃO

É um animal especialista em voo e velocidade. É considerado o animal mais rápido da terra, podendo atingir 430 quilômetros por hora em voo livre. Enxerga a longas distâncias e, por isso, seus olhos simbolizam o olho que tudo vê. Esta essência trabalha nossa visão. Indicada para pessoas que precisam ampliar sua visão. Pessoas que precisam se abrir e enxergar o mundo, as pessoas, os problemas de uma maneira mais ampliada.

21. FORMIGA

São animais organizados que se estruturam por meio da divisão de tarefas que são distribuídas de acordo com o tamanho ou idade do indivíduo. Trabalham sempre pelo grupo, para a sua manutenção e defesa. Ela cuida dos ovinhos e larvas, chegando a pôr em risco até a própria vida. Esta essência traz a energia do cuidador, aquele que se doa pelo outro. Indicada para pessoas que precisam desenvolver a maternidade, a paternidade, o sentido de cuidar e de se preocupar com o outro. Para pessoas egoístas, insensíveis com o próximo, para os que têm dificuldade em exercer a compaixão.

22. GALO

É um animal extremamente territorialista, vive com seu harém, sempre evitando a proximidade de outros galos. Ele é um reprodutor que briga pela fêmea. Toma conta de várias fêmeas, sempre provocando briga com estranhos. Esta essência trabalha o controle do parceiro. Indicada para pessoas que precisam se equilibrar em relação ao parceiro, parar de controlar ou ser controlado pelo outro.

23. GANSO

É um animal que foi domesticado no antigo Egito. São mais ativos à noite e, dado seu sentido territorial, podem exercer funções de cão de guarda. Impõem o limite do seu território pelo grito. Esta essência trabalha os limites por meio da comunicação. Indicada para pessoas que precisam impor limites aos que as cercam, conseguindo se expressar sem sentir culpa.

24. GARÇA

As garças vivem em regiões tropicais e subtropicais próximas a rios, lagos, manguezais, etc. São diurnas e se recolhem nas copas das árvores altas ao cair da tarde. Têm hábitos solitários, encontrando seu bando somente na época da reprodução. Esta essência traz o poder de estar só consigo mesmo. Indicada para pessoas que se sentem sozinhas, precisam estar bem consigo mesmas, descobrindo seus potenciais internos. Aquelas que se sentem abandonadas, não têm com quem contar. Precisam trabalhar a solidão.

25. GATO

Animal doméstico muito popular como animal de estimação. É um predador natural de diversos animais, como roedores, pássaros, lagartixas, etc. Possui uma personalidade independente, gosta de sair à noite para namorar e explorar seu território, preservando sua independência. Esta essência traz o espírito de liberdade e independência. Indicada para pessoas que são dependentes de outras e não conseguem caminhar pelas próprias pernas. São dependentes emocionalmente, inseguras, que necessitam da companhia de outras pessoas para fazerem as suas coisas, etc.

26. GOLFINHO

Este animal é extremamente inteligente, possui um sistema de comunicação altamente desenvolvido, aprende novos comandos muito rapidamente. Esta essência auxilia o desenvolvimento da inteligência, da percepção cognitiva, da integração de comandos cérebro-execução, etc. Indicada para pessoas com dificuldade de aprendizagem, falta de foco, dispersão, concentração, entendimento, memória, idosos que precisam exercitar a sua mente, etc.

27. HAMSTER

Os hamsters são pequenos roedores de hábitos crepusculares (maior atividade durante o amanhecer e o anoitecer), evitando os predadores diurnos. Possuem dentes de crescimento contínuo, que necessitam ser constantemente desgastados. Por isso, são também conhecidos como animais de grande apetite, que comem tudo o que lhes aparece pela frente. Reproduzem-se com muita rapidez e compulsão. Esta essência trabalha o excesso de desejo e a compulsão. Indicada para pessoas que precisam controlar seus desejos, sua compulsão, vícios, etc.

28. JABOTI

Animal que vive por muito tempo por possuir uma carapaça de proteção. Esta carapaça é uma estrutura óssea formada pelas vértebras do tórax e pelas costelas. Funciona como uma caixa protetora na qual o animal se recolhe quando algo o incomoda ou ameaça. Movimenta-se tranquilamente. Esta essência traz serenidade e paciência. Indicada para pessoas muito agitadas, ansiosas, que precisam desenvolver a calma e a paciência. Traz a consciência de que tudo tem o tempo certo para acontecer.

29. LEÃO

É o segundo maior felino depois do tigre, habita as savanas e pastagens abertas e está no topo da cadeia alimentar. É um animal sociável, que vive em grupos, possui hábitos noturnos e crepusculares, dormindo a maior parte do dia. É símbolo de bravura e nobreza em diversas culturas, e conhecido como o rei da floresta. Representa um ego maduro. Esta essência nos ensina a lidarmos com a expressão do ego. Indicada para pessoas que precisam trabalhar seus limites, autoestima, expressão da individualidade, autovalorização, etc.

30. LIBÉLULA

As libélulas possuem olhos com 30 mil facetas, podendo ter uma visão de 360 graus. Não habitam águas com alteração química ou poluídas. Vivem grande parte de sua vida como uma criança imatura. Ao lançar voo, ela já é adulta e vive somente por mais um dia, intensamente. Lembra que é vivendo o agora que se tem a plena consciência de quem se é, onde se está, o que a faz feliz, etc. Esta essência trabalha os sonhos e devaneios. Indicada para pessoas que ainda se encontram no mundo dos sonhos e precisam despertar para a realidade.

31. MORCEGO

É um animal que possui um radar interno de alta precisão. Ele consegue detectar e perceber tudo o que está acontecendo em sua volta sem que para isso precise enxergar. Esta essência ajuda a pessoa a desenvolver esta percepção interna. Indicada para pessoas que não conseguem perceber nada a seu redor por falta de atenção, resistência, conveniência, ignorância, medo, inércia, etc.

32. ONÇA

É um animal crepuscular e solitário, um predador que pode comer qualquer animal que seja capaz de capturar. Tem uma mordida excepcionalmente poderosa, enfrenta perigos e impõe medo aos outros animais. Esta essência traz a coragem. Indicada para trabalhar os medos; pessoas inseguras que precisam vencer seus desafios.

33. PAPAGAIO

É um animal que pode viver até 80 anos. Sua voz é bem típica, sendo conhecido como um animal falador. Consegue imitar sons, inclusive a fala humana. Consegue produzir palavras, mas não tem o raciocínio, não compreende o significado. Indicada para pessoas que falam sem pensar, impulsivamente, e acabam prejudicando a si ou a outras pessoas por isso. Desenvolve o raciocínio ao falar, trazendo ponderação e bom senso às palavras.

34. PAVÃO

É conhecido pela sua exuberância de cores e beleza das penas. Ele tem uma ornamentação para atrair os olhares para si. Desenvolve um complicado ritual de acasalamento no qual a cauda extravagante do macho tem um papel principal para chamar a atenção da fêmea. Por sua exuberância, além de atrair a fêmea, acaba atraindo também a atenção de grandes plateias. Esta essência traz a extravagância e a atração de olhares para quem a toma. Indicada para aqueles que precisam chamar a atenção dos outros, carentes, pessoas que precisam trabalhar a autoestima ou que esperam a aprovação de terceiros para se sentirem bem.

35. PERERECA

É um anfíbio do grupo dos anuros, que vive em áreas úmidas e com vegetação. Assim como sapos e rãs, ela também se reproduz por meio de ovos, os quais dão origem a girinos que se transformam em pererecas. Esta essência traz o poder de transformação. Indicada para pessoas que têm dificuldade com mudanças. Precisam se abrir para o novo, não conseguem ou sofrem com isso.

36. POMBA-BRANCA

Animal que representa a paz em várias culturas e religiões. Esta essência traz paz interior. Indicada para pessoas que estejam passando por momentos de perturbação e de conflitos e precisam encontrar paz e equilíbrio.

37. SABIÁ

Ave símbolo do Brasil, em tupi significa "aquele que reza muito", em alusão ao seu canto. Seu aparelho fonador consegue produzir um dos mais belos cantos, emitindo sons bastante harmônicos. Encanta as pessoas, principalmente no nascer e pôr do Sol. Esta essência trabalha nossa comunicação, trazendo harmonia ao falar. Indicada para pessoas que têm dificuldade em se comunicar, muitas vezes são agressivas ao se expressarem. Falam desequilibradamente, precisando desenvolver harmonia com as palavras.

38. SAGUI

São animais arbóreos, os menores entre os primatas. Vivem em pequenos grupos territoriais de dois a oito animais. São deveras habilidosos e arteiros, pulam com incrível destreza e soltam guinchos e assobios que podem ser ouvidos a grande distância. Esta essência traz a ousadia exercida por estes animais. São tidos como símbolo de força para alcançar seus objetivos, pois são capazes de nadar contra a correnteza e saltar cachoeiras nas épocas de desova. Esta essência traz esta inteligência emocional em saber administrar a si mesmo para alcançar seus objetivos. Indicada para pessoas que precisam despertar a ousadia. Precisam de coragem para se lançar em coisas novas. Aos que estão mudando ou querendo mudar as coisas na sua vida e precisam de um empurrão.

39. TAMANDUÁ

O tamanduá é um animal primariamente solitário, sendo encontrado com outros somente no momento de cortejo das fêmeas. É silencioso, não produz sons, tem a boca adaptada apenas para se alimentar. Alimenta-se de formigas e cupins usando suas garras para cavar. Esta essência trabalha o falar de menos. Indicada para aqueles que têm timidez vocal, guardam para si seus problemas, têm dificuldade na comunicação, pessoas com problemas de expressão, etc.

40. TOURO

Animal ruminante, com par de chifres não ramificados e permanentes. Sua robustez e força fazem dele um animal bravo e nobre, por vezes considerado agressivo. Esta essência traz segurança e estabilidade. Indicada para pessoas inseguras ou que precisam de sustentação para se sentirem plenas e confiantes.

41. VESPA

É o inseto responsável pela polinização de diversas espécies de plantas. Também chamadas de marimbondos, são extremamente agressivas e sua picada pode ser bem traumática e dolorosa por possuir um ferrão muito venenoso. Esta essência trabalha a agressividade. Indicada para pessoas que precisam aprender a lidar com sua agressividade, seja por perder o controle ou por não expressá-la.

42. VIÚVA-NEGRA

É uma aranha que recebe este nome pelo fato de a fêmea matar e se alimentar do macho após a cópula. Sua picada na maioria das vezes é fatal. Esta essência trabalha a ideia de sexualidade atrelada à culpa. Indicada para pessoas com questões sexuais mal resolvidas, sentimento de culpa, repressão, medo em relação à sexualidade.

ESSÊNCIAS DOS ANIMAIS, AS CORES E OS CHAKRAS

Relacionamos os animais e suas respectivas características com os chakras e suas funções:

CHAKRA BÁSICO – VERMELHO

- **Vespa:** vibra agressividade e ataque aos inimigos.
- **Onça:** enfrenta perigos. Vibra segurança e coragem.
- **Cavalo:** animal que tem vigor, agilidade e dinamismo. Vibra energia de ação.
- **Touro:** animal forte, robusto. Vibra estrutura, estabilidade, segurança.
- **Elefante:** é fiel, forma família, segue uma hierarquia coletiva. Vibra estabilidade, segurança e realização.
- **Cobra:** réptil predador, marca seu território com sua presença. Estabelece limites.

CHAKRA ESPLÊNICO – LARANJA

- **Galo:** é um reprodutor que briga pela fêmea. Controla a fêmea. Vibra controle do parceiro.
- **Coelho:** tem um ciclo reprodutivo muito rápido e com muitos filhotes. Vibra a potência sexual.
- **Perereca:** símbolo da transformação. Vibra novas possibilidades.
- **Arara:** vive em casais que não se separam. Vibra fidelidade.
- **Hamster:** reproduz-se muito rápido. Vibra compulsão sexual, excesso de desejo.
- **Viúva-negra:** mata seu parceiro depois de copular. Vibra sexualidade.

CHAKRA GÁSTRICO – AMARELO

- **Pavão:** tem uma ornamentação capaz de atrair os olhares para si. Vibra extravagância. Alimenta o Ego.

- **Sagui:** representa a ousadia, o ato de lançar-se às novas experiências. Vibra extroversão.
- **Carneiro:** não demonstra reações agressivas. Vibra submissão.
- **Leão:** representa um ego maduro. Vibra orgulho e autoestima.
- **Cabra:** vai atrás dos objetivos, mesmo os difíceis de alcançar. Vibra obstinação.
- **Jaboti:** fecha-se quando se sente ameaçado. Vibra introspecção.

CHAKRA CARDÍACO – VERDE

- **Cão:** é o animal doméstico mais amigo do homem. Vibra lealdade e amorosidade.
- **Formiga:** coloca em risco até a própria vida para salvar a do filho. Vibra o amor materno.
- **Carpa:** é um animal sagrado que representa espíritos de luz. Vibra o emocional equilibrado.
- **Gato:** animal doméstico que preserva sua individualidade. Vibra independência.
- **Garça:** é capaz de passar longos momentos consigo mesma. Vibra solidão.
- **Beija-flor:** é uma ave muito delicada, pequena, muito sensível. Vibra sensibilidade.

CHAKRA LARÍNGEO – AZUL

- **Cigarra:** canta até morrer. Vibra excesso na comunicação.
- **Tamanduá:** animal silencioso, não produz sons, tem a boca adaptada apenas para se alimentar. Vibra falta de comunicação.
- **Chimpanzé:** é um dos mamíferos mais desenvolvidos. Vibra o raciocínio lógico.
- **Sabiá:** seu aparelho fonador consegue produzir um dos sons mais harmônicos que existem. Vibra harmonia na comunicação.
- **Papagaio:** consegue produzir palavras, mas não tem o raciocínio. Vibra a comunicação sem elaboração.
- **Ganso:** impõe o limite do seu território pelo grito. Vibra limite imposto pela comunicação.

CHAKRA FRONTAL – ÍNDIGO

- **Morcego:** consegue detectar e perceber tudo o que está acontecendo à sua volta sem enxergar. Vibra percepção.
- **Abelha:** vive em um modelo de sociedade na qual cada um desempenha sua função. Vibra consciência coletiva.
- **Golfinho:** animal muito desenvolvido. Vibra inteligência.
- **Avestruz:** é um dos mais rápidos. Vibra velocidade mental.
- **Libélula:** está associada ao inconsciente, a outros mundos. Vibra sonhos.
- **Falcão:** enxerga a longas distâncias. Vibra a visão ampliada.

CHAKRA CORONÁRIO – VIOLETA

- **Borboleta:** passa por um grande processo de transformação. Deixou de ser lagarta para se tornar borboleta. Vibra transformação e mudanças.
- **Cisne branco:** traz a consciência do desenvolvimento espiritual. Vibra serenidade.
- **Pomba branca:** animal que representa a paz em várias culturas e religiões. Vibra paz.
- **Coruja:** simboliza a sabedoria, a inteligência. Vibra sabedoria.
- **Condor:** consegue voar em grandes altitudes, com muita habilidade. Vibra liberdade.
- **Águia:** enxerga além dos limites. Vibra mente elevada.

ESSÊNCIAS DOS ANIMAIS E OS FATORES DOS ORIXÁS

- **Abelha:** irradia a vibração da Orixá Oxum. Trabalha com os fatores: aderidor, ajustador, aproximador, harmonizador, entre outros.
- **Águia:** irradia a vibração do Orixá Oxóssi. Trabalha com os fatores: apontador, direcionador, acertador, entre outros.
- **Arara:** irradia a vibração da Orixá Oxum. Trabalha com os fatores: encantador, entrelaçador, lacrador, entre outros.

- **Avestruz:** irradia a vibração do Orixá Ogum. Trabalha com os fatores: transferidor, direcionador, potencializador, firmador, entre outros.

- **Beija-flor:** irradia a vibração da Orixá Oxum. Trabalha com os fatores: harmonizador, florescedor, encantador, embelezador, entre outros.

- **Borboleta:** irradia a vibração da Orixá Iansã. Trabalha com os fatores: tremulador, movimentador, acelerador, agitador, entre outros.

- **Cabra:** irradia a vibração da Orixá Oxum. Trabalha com os fatores: ajustador, aglutinador, aperfeiçoador, entre outros.

- **Cão:** irradia a vibração do Orixá Obaluaê. Trabalha com os fatores: evoluidor, flexibilizador, transmutador, saneador, entre outros.

- **Carneiro:** irradia a vibração do Orixá Oxalá. Trabalha com os fatores: acalmador, adaptador, temporizador, entre outros.

- **Carpa:** irradia a vibração da Orixá Oxum. Trabalha com os fatores: adequador, agregador, ajustador, aperfeiçoador, entre outros.

- **Cavalo:** irradia a vibração do Orixá Ogum. Trabalha com os fatores: abridor, alargador, ampliador, avigorador, fortalecedor, dominador, enrijecedor, entre outros.

- **Chimpanzé:** irradia a vibração do Orixá Xangô. Trabalha com os fatores: equilibrador, graduador, reforçador, entre outros.

- **Cigarra:** irradia a vibração do Orixá Oxalá. Trabalha com os fatores: acalmador, adaptador, descarregador, entre outros.

- **Cisne branco:** irradia a vibração da Orixá Iemanjá. Trabalha com os fatores: fluidificador, aguador, adiamantador, entre outros.

- **Cobra:** irradia a vibração do Orixá Oxumaré. Trabalha com os fatores: ondeador, solubilizador, diluidor, entre outros.

- **Coelho:** irradia a vibração da Orixá Iemanjá. Trabalha com os fatores: gerador, alastrador, fluidificador, entre outros.

- **Condor:** irradia a vibração do Orixá Oxóssi. Trabalha com os fatores: direcionador, habilitador, libertador, entre outros.

- **Coruja:** irradia a vibração do Orixá Xangô. Trabalha com os fatores: equilibrador, graduador, purificador, entre outros.

- **Elefante:** irradia a vibração do Orixá Xangô. Trabalha com os fatores: moderador, reforçador, graduador, equilibrador, estremecedor, entre outros.

- **Falcão:** irradia a vibração do Orixá Oxóssi. Trabalha com os fatores: canalizador, habilitador, enxergador, direcionador, entre outros.

- **Formiga:** irradia a vibração do Orixá Ogum. Trabalha com os fatores: enfileirador, agrupador, aprumador, coordenador, controlador, furador, entre outros.

- **Galo:** irradia a vibração do Orixá Exu. Trabalha com os fatores: abafador, bloqueador, isolador, segregador, segmentador, entre outros.

- **Ganso:** trabalha com a Orixá Obá. Trabalha com os fatores: enraizador, condensador, racionalizador, entre outros.

- **Garça:** irradia a vibração da Orixá Nanã. Trabalha com os fatores: decantador, transmutador, transformador, entre outros.

- **Gato:** irradia a vibração da Orixá Pombagira. Trabalha com os fatores: estimulador, enovelador, aprazedor, encadeador, entre outros.

- **Golfinho:** irradia a vibração da Orixá Iemanjá. Trabalha com os fatores: gerador, originador, criador, entre outros.

- **Hamster:** irradia a vibração do Orixá Exu. Trabalha com os fatores: vigorizador, envolvedor, entumecedor, entre outros.

- **Jaboti:** irradia a vibração do Orixá Xangô. Trabalha com os fatores: equilibrador, reforçador, endurecedor, entre outros.

- **Leão:** irradia a vibração do Orixá Xangô. Trabalha com os fatores: moderador, purificador, graduador, equilibrador, entre outros.

- **Libélula:** irradia a vibração da Orixá Logunan. Trabalha com os fatores: conduzidor, voltador, revertedor, entre outros.

- **Morcego:** irradia a vibração do Orixá Omolu. Trabalha com os fatores: absorvedor, consolidador, estabilizador, entre outros.

- **Onça:** irradia a vibração do Orixá Ogum. Trabalha com os fatores: dominador, demarcador, enfrentador, encorajador, potencializador, quebrador, entre outros.

- **Papagaio:** irradia a vibração do Orixá Xangô. Trabalha com os fatores: abalador, endurecedor, estremecedor, explodidor, entre outros.

- **Pavão:** irradia a vibração do Orixá Oxóssi. Trabalha com os fatores: enfolhador, habilitador, engalhador, entre outros.

- **Perereca:** irradia a vibração da Orixá Nanã. Trabalha com os fatores: transformador, transmutador, decantador, entre outros.

- **Pomba branca:** irradia a vibração do Orixá Oxalá. Trabalha com os fatores: acalmador, apaziguador, pacificador, entre outros.

- **Sabiá:** irradia a vibração da Orixá Oxum. Trabalha com os fatores: harmonizador, florescedor, encantador, entre outros.

- **Sagui:** irradia a vibração da Orixá Oroiná. Trabalha com os fatores: aquecedor, consumidor, incendedor, encandescedor, entre outros.

- **Tamanduá:** irradia a vibração da Orixá Obá. Trabalha com os fatores: enraizador, racionalizador, enterrador, entre outros.

- **Touro:** irradia a vibração da Orixá Iansã. Trabalha com os fatores: arrastador, arrebatador, emparelhador, impelidor, removedor, entre outros.

- **Vespa:** irradia a vibração do Orixá Ogum. Trabalha com os fatores: agrupador, ajuntador, anulador, confinador, controlador, demarcador, ferrador, entre outros.

- **Viúva-negra:** irradia a vibração do Orixá Xangô. Trabalha com os fatores: abrasador, calorificador, faiscador, flamejador, entre outros.

INDICAÇÃO E POSOLOGIA

A indicação destas essências será determinada de acordo com critérios baseados na Astrologia. Isto porque a função destas essências é trabalhar as virtudes no Ser Humano, assim como as características do temperamento e da personalidade. Muito podemos relacionar estas virtudes ou características com os arquétipos astrológicos, pois cada signo possui determinadas características de comportamento que lhe são próprias.

Neste Sistema, para se determinar a essência animal que deve ser utilizada especificamente por uma pessoa, devemos ter em mãos seu mapa astrológico para sabermos corretamente em que signo e casa está cada planeta.

Para se trabalhar a personalidade na qual o seu espírito está ancorado, localizam-se o signo e a casa onde o Sol se encontra. Procura-se então na tabela a seguir a essência do animal correspondente, lembrando que na vertical estão indicadas as casas astrológicas e na horizontal, os respectivos signos (Dois por coluna).

EXEMPLO

Em um mapa em que o Sol se encontra na casa 2 no signo de Libra, corresponderia na tabela à essência de Cabra.

Para se trabalhar a energia que impulsiona a vida da pessoa, localize no mapa o signo e o ascendente (cúspide da casa 1) e indique a essência correspondente pela tabela. Poderemos, assim, trabalhar com todos os planetas e aspectos que desejarmos, seguindo o mapa da pessoa com a mesma metodologia. Podemos também utilizar os outros métodos de escolha das essências, como a escolha do paciente, a virtude a ser trabalhada, o Orixá, as cores e os chakras, etc.

TABELA ASTROLÓGICA
DAS ESSÊNCIAS DE ANIMAIS E SUAS VIRTUDES

	ÁRIES SAGITÁRIO	PEIXES ESCORPIÃO	GÊMEOS AQUÁRIO	CÂNCER LEÃO	TOURO VIRGEM	LIBRA CAPRICÓRNIO
Violeta Casa 10	Águia Mente elevada	Borboleta Transformação	Condor Liberdade	Pomba Paz	Cisne Serenidade	Coruja Sabedoria
Índigo Casas 11 e 9	Avestruz Velocidade mental	Morcego Percepção	Abelha Consciência coletiva	Libélula Sonhos	Falcão Ampliação da visão	Golfinho Inteligência
Azul Casas 12 e 8	Papagaio Falar sem pensar	Tamanduá Falar de menos	Cigarra Falar demais	Sabiá Harmonia ao comunicar	Chimpanzé Raciocínio lógico	Ganso Limite pela comunicação
Verde Casas 1 e 7	Cão Amorosidade	Garça Solidão	Gato Independência	Formiga Maternidade Paternidade	Carpa Inteligência emocional	Beija-flor Sensibilidade
Amarelo Casas 2 e 6	Pavão Extravagância	Jaboti Introspecção	Sagui Ousadia	Leão Orgulho	Carneiro Submissão	Cabra Obstinação
Laranja Casas 3 e 5	Coelho Potência sexual	Hamster Excesso de desejo	Perereca Permitir novas possibilidades	Arara Fidelidade	Galo Controle do parceiro	Viúva-negra Sexualidade reprimida
Vermelho Casa 4	Vespa Agressividade	Onça Coragem	Cavalo Dinamismo	Touro Estabilidade	Elefante Realização	Cobra Limites

POSOLOGIA

Tomar sete gotas três vezes ao dia ou conforme a avaliação indicada pelo terapeuta floral.

6

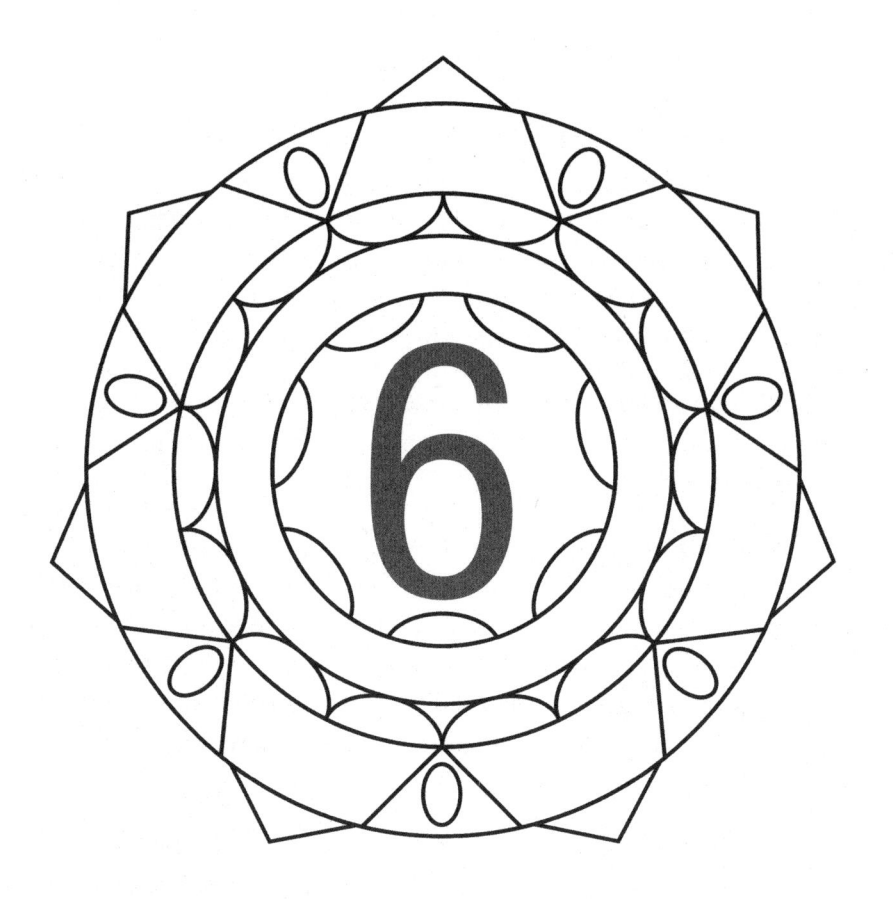

ESSÊNCIAS VIBRACIONAIS DAS FLORES

AS FLORES

Continuando nossa caminhada na sucessão ecológica, depois que os animais chegam, começam a polinizar flores mais elaboradas, trazendo assim sementes e plantas que faltavam para o maior equilíbrio desta floresta. Quando uma floresta floresce, indica que o equilíbrio voltou. Em nossa sucessão terapêutica, estamos prontos para as essências vibracionais de flores.

É no Reino Vegetal que a alma coletiva adquire o corpo das emoções e começa a esboçar seu corpo mental. Seu corpo físico já está bem desenvolvido, adaptado e evoluído.

Sabemos que, nos dias de hoje, a grande maioria dos problemas, desequilíbrios e doenças surgem dos corpos sutis. Questões mal resolvidas ou mal elaboradas nestes corpos são projetadas no corpo físico trazendo uma série de sintomas que passam a incomodar, sem se ter consciência de onde eles vêm. Por isso, Bach utilizou as flores para atingir o corpo astral/emocional com seus remédios com o fim de curá-los.

Segundo Maria Cristina N. G. dos Santos, escritora do livro *Tratado de Medicina Floral* (2010),* a medicina vibracional e os florais não atuam da mesma forma que a medicina tradicional, mas restauram ou reforçam as virtudes dos recursos espirituais, emocionais e mentais que em seguida emergem no corpo físico, concretizando a cura. Por isso, vamos salientar a importância das flores no processo de cura como representantes do reino vegetal superior.

No reino vegetal encontramos uma classificação na qual se apresentam plantas com flores, chamadas de Fanerógamas, e plantas sem flores, chamadas de Criptógamas. Dentre as Criptógamas estão as Briófitas, como o musgo, e as Pteridófitas, como as samambaias.

Nas Fanerógamas, encontram-se as Gimnospermas, como o pinheiro ou araucária, e as Angiospermas, que representam um

---
*N.E.: Obra publicada pela Madras Editora.

grande número de espécies, como as árvores frutíferas, as plantas ornamentais, as gramas e capins, as leguminosas, cereais e hortaliças e a grande maioria das ervas medicinais.

A diferença entre Gimnospermas e Angiospermas é que as primeiras não possuem frutos, e as segundas, sim. As flores das Gimnospermas são chamadas de estróbilos, como a pinha do pinheiro, pois não apresentam as estruturas atrativas, coloridas e até perfumadas de uma flor.

Assim, as Angiospermas, por todas as características mencionadas anteriormente, são consideradas vegetais superiores. É entre elas que aparece a planta carnívora, elo espiritual e evolutivo entre os Reinos Vegetal e Animal. São divididas em monocotiledôneas e dicotiledôneas. As monocotiledôneas foram contempladas anteriormente no trecho que descreve as essências dos terrenos, pois foram consideradas por nós como mais próximas da terra e do solo pelos motivos apresentados no capítulo 2.

Na elaboração das essências das flores usaremos as dicotiledôneas das Angiospermas, por serem mais próximas do Reino Animal, ou seja, mais desenvolvidas que as outras em uma escala de evolução.

Devemos lembrar que as flores são os órgãos sexuais e reprodutivos das plantas e é nelas que são produzidos óvulos, com os gametas femininos, e os grãos de pólen, com os gametas masculinos. Nelas ocorre a fecundação e são produzidas sementes com os embriões das novas plantinhas.

A grande maioria das flores é hermafrodita e, quando frutificam, é como se estivessem grávidas, carregando dentro delas os embriões. O encontro do masculino e do feminino nas flores acontece pela polinização, por meio dos agentes polinizadores, como as abelhas, o vento, beija-flores, etc. Eles são responsáveis por levar o grão de pólen de uma flor para outra, pois, mesmo que as flores sejam hermafroditas, precisam cruzar entre si e principalmente entre flores de plantas diferentes para manter a variabilidade genética.

Os agentes polinizadores acabam desempenhando este papel, pois são atraídos pelas estruturas especiais que as flores desenvolveram, ao longo de seu processo de evolução, especificamente para atrair abelhas, borboletas e formigas, oferecendo-lhes alimentos irresistíveis, como o néctar, cores espetaculares e aromas incríveis.

As flores das dicotiledôneas e Angiospermas têm uma estrutura interessante, apresentando as seguintes partes:

- o órgão masculino da flor é chamado de androceu e é formado por vários estames. Cada estame possui a antera onde se produzem os grãos de pólen e o filete (cabinho);

- o órgão feminino é chamado de gineceu e é formado pelo pistilo dividido no estigma que capta o grão de pólen, estilete e ovário, onde fica(m) o(s) óvulo(s) que será(ão) fecundado(s) pelo grão de pólen;

- além dos órgãos masculino e feminino, temos as estruturas que servem para atrair os polinizadores, como as pétalas, as glândulas de odores e de néctar. Todas elas com formatos e tamanhos muito bem adaptados ao seu agente polinizador.

Temos flores de uma imensa variedade de cores, formatos, tamanhos e arranjos, pois podem se juntar em ramos de muitas formas, chamados inflorescências.

As flores nos encantam tanto que elas inspiram artistas, pintores, poetas, representam a primavera, a alegria, o amor. Impossível passar sob um ipê florido e não direcionar o pensamento a ele nem que seja por alguns instantes.

Usá-las para curar alguém, além de ciência, é uma arte terapêutica. Devemos estudá-las e interpretá-las como interpretamos uma obra de arte. A obra do grande Arquiteto do Universo. Elas nos ensinam e nos lembram da geometria sagrada que existe em nós e na natureza. Deixar-se curar pelas flores é se entregar às cores, perfumes e formas da grande mãe.

APRESENTAÇÃO DAS FLORES

As flores deste Sistema foram indicadas pelos mentores espirituais do trabalho por meio de psicopictografia na qual foram desenhadas sete flores que atuariam na irradiação da frequência dos sete chakras e de sete tonalidades de cores.

Em cada chakra é trabalhado um aspecto específico do ser, com uma frequência vibratória específica. Exemplo: no chakra Básico, a energia ligada à proteção e sobrevivência; no Esplênico, à sexualidade; no Cardíaco, ao emocional, etc. Assim, cada flor do Sistema está relacionada com um aspecto específico de cada chakra que será trabalhado com o floral.

Os aspectos escolhidos são: depressão, concretização mental, expressão, emocional, apegos e vícios, sexualidade, solidão e proteção. Estes aspectos são considerados os mais importantes a serem trabalhados na atualidade, pois indicam a causa da maioria dos sofrimentos e somatizações das pessoas. Além disso, cada flor também teria sua vibração sétupla definida pelas tonalidades de cores em que se apresentam na natureza. Cada uma trabalhando na irradiação de cada chakra. São elas: sempre-viva, dália, cravo, rosa, crisântemo, hibisco e cactos que se apresentam em sete tonalidades de cores.

APRESENTAÇÃO DAS ESSÊNCIAS VIBRACIONAIS DE FLORES

Após escolhidas as flores, foram designadas sete funções de atuação específicas para cada uma delas, de acordo com a frequência das tonalidades de suas cores expressas na Natureza:

SEMPRE-VIVA
(Helichrysum bracteatum)

DEPRESSÃO

Traz fé, esperança, vitalidade, etc. para combater as diversas causas possíveis da depressão.

- **F1:** trabalha o esgotamento físico, cansaço, debilidades causadas por enfermidades prolongadas, etc. Indicada para pessoas que passaram por processos de perda de energia, encontram-se cansadas, esgotadas e precisam se recuperar.

- **F2:** trabalha a diminuição da energia sexual, libido, causada por esgotamento em decorrência das atividades do dia a dia. Indicada para pessoas que estão sem libido ou com baixa atividade sexual e querem ativar esta energia.

- **F3:** trabalha a baixa autoestima causada por cansaço e esgotamento. Indicada para pessoas que estão sem força de vontade de lutar, de se posicionar, de enfrentar, etc. Precisam reconquistar sua energia e seu poder pessoal.

- **F4:** trabalha decepções geradas por relacionamentos, desilusões amorosas, falta de coragem para enfrentar um novo relacionamento. Indicada para pessoas que estão desistindo do amor, desacreditando nos relacionamentos, na possibilidade de viver um amor verdadeiro, etc.

- **F5:** trabalha o cansaço e a estafa mental, a falta de energia na comunicação, desistência no falar, etc. Indicada para pessoas que estão desistindo de debates, colocação pessoal, emissão de opiniões em virtude da falta de energia e exacerbação mental.

- **F6:** trabalha pensamentos obsessivos, negativismo mental, não conseguir mais pensar por cansaço. Indicada para pessoas que se sentem exauridas psiquicamente, geram muitos pensamentos negativos, não conseguem manter o controle sobre seu campo mental por esgotamento.

- **F7:** trabalha a falta de fé, vontades suicidas, perda das defesas no campo espiritual. Indicada para pessoas que perderam sua conexão com a espiritualidade superior, que estão em crises existenciais e precisam despertar a sua fé.

DÁLIA
(Dahlia pinnata)

CONCRETIZAÇÃO MENTAL

Traz o conteúdo mental a se realizar em cada nível do ser.

- **F1:** trabalha a falta de concretização dos ideais. Para aqueles que têm dificuldade em sua relação com a matéria. Indicada para pessoas que vivem no campo das ideias e não realizam na matéria. Não conseguem pôr em prática o que idealizam.

- **F2:** trabalha a realização das questões e desejos relacionados com a sexualidade. Para pessoas que precisam abrir a mente para mobilizar maior receptividade na vivência sexual.

- **F3:** trabalha o pensamento em relação a si mesmo. Indicada para pessoas que precisam direcionar as ações do campo mental para si mesmas no cuidar-se, no perceber-se, no valorizar-se.

- **F4:** trabalha a realização do amor. Indicada para pessoas que precisam sair do amor idealizado, platônico e se permitir viver um amor real.

- **F5:** trabalha a expressão dos pensamentos. Faz a pessoa conseguir verbalizar seus conflitos mentais. Conseguir falar o que é necessário. Indicada para pessoas com dificuldade de expressar seus pensamentos.

- **F6:** faz a pessoa aprender a sentir a mente, a ampliar a intuição. Indicada para pessoas que estão precisando abrir e soltar seu campo mental, desenvolver a intuição, a percepção mediúnica, a vidência, etc.

- **F7:** trabalha com a ampliação da consciência. Indicada para pessoas que precisam dar um passo a mais em relação à espiritualidade, ampliando sua consciência e assim se desenvolvendo como individualidade espiritual.

CRAVO
(Dianthus caryophyllus)

EXPRESSÃO

Exterioriza o que está reprimido para a superação de momentos difíceis.

- **F1:** trabalha a expressão de problemas relacionados à matéria. Indicada para pessoas que precisam exteriorizar ou encaminhar problemas relacionados com o seu físico e problemas materiais.

- **F2:** ajuda a pessoa a exteriorizar problemas relacionados à sexualidade. Indicada para auxiliar na superação de momentos difíceis relacionados à sexualidade e conseguir expressá-los.

- **F3:** auxilia a elaborar e exteriorizar as emoções que ferem o ego. Indicada para pessoas que estão com seu ego ferido e precisam aprender a se expressar para colocar limites e resgatar a autoestima.

- **F4:** trabalha a expressão das emoções, principalmente pelas lágrimas. Indicada para pessoas que estão com choro reprimido ligado a mágoas, perdas, tristezas, etc.

- **F5:** auxilia a exteriorizar os pensamentos. Indicada para pessoas que não conseguem elaborar e expressar suas ideias e seus pensamentos.

- **F6:** auxilia na exteriorização das intuições, sonhos, ideias, etc. Indicada para pessoas que reprimem os sonhos, intuições, sensibilidade mediúnica e querem resgatar estas habilidades.

- **F7:** auxilia na canalização e comunicações mediúnicas. Indicada para pessoas que querem desenvolver estas habilidades.

ROSA
(Rosa spp.)

EMOCIONAL

Traz a limpeza e o equilíbrio das emoções.

- **F1:** trabalha a sexualidade instintiva, a paixão visceral, o sexo pelo sexo. Indicada para pessoas que têm dificuldade em equilibrar sua sexualidade, não conseguem integrar a sexualidade aos desejos, conter ou extravasar seus impulsos sexuais, etc.

- **F2:** trabalha o se permitir ter prazeres sexuais em seus relacionamentos amorosos. Indicada para pessoas que estão com a sexualidade bloqueada, possuem traumas, preconceitos, castrações na prática sexual e precisam se libertar.

- **F3:** trabalha o amor-próprio, a autoestima, o cuidar de si mesmo, etc. Indicada para pessoas que necessitam resgatar sua autoestima, fortalecer o seu eu, a autoconfiança, etc.

- **F4:** abre nosso chakra cardíaco através do amor. Faz com que a pessoa se permita amar e ser amado. Desbloqueia a energia que está retida por medos de se ferir emocionalmente, traumas, desilusões, etc. Indicada para pessoas que estão com o chakra cardíaco bloqueado, provocando estados de desânimo, desamparo, carência afetiva, etc. Pessoas que precisam se permitir fluir o amor.

- **F5:** trabalha a verbalização dos sentimentos. Indicada para pessoas que têm dificuldade em expressar seus sentimentos, guardam para si muitos sentimentos negativos, como mágoas, ressentimentos, tristezas, e precisam desabafar.

- **F6:** trabalha a sublimação dos ideais através do amor. Indicada para pessoas que a partir da ampliação da consciência e do amor verdadeiro precisam sublimar suas emoções, pensamentos e ideais.

- **F7:** desenvolve o amor universal e a compaixão a partir da ampliação da consciência e a ligação com planos mais elevados de energia. Indicada para pessoas que querem elevar ainda mais seu padrão vibratório e assim desenvolver a compaixão e o amor universal.

CRISÂNTEMO
(Codiaeum variegatum)

LIBERTAÇÃO DOS APEGOS E VÍCIOS

Trabalha as dependências físicas e emocionais do ser.

- **F1:** auxilia a pessoa a trabalhar o desapego material. Indicada para pessoas que ainda estão muito apegadas à matéria, pessoas, lugares, lembranças e precisam conseguir se desligar.

- **F2:** trabalha o desapego sexual. Indicada para pessoas ainda muito ligadas aos prazeres, desejos sexuais ou a parceiros sexuais e precisam se desapegar.

- **F3:** trabalha o desapego a comportamentos fixos no eu, a rigidez interna. Indicada para pessoas muito rígidas consigo mesmas e com seus comportamentos e que não conseguem mudar.

- **F4:** trabalha o desapego emocional. Indicada para pessoas ainda apegadas a antigos relacionamentos, laços afetivos com parentes, amigos e que precisam se desligar.

- **F5:** trabalha o desapego de conceitos, ideias, pensamentos ruminantes, etc. Indicada para pessoas que precisam modificar os seus conceitos para se transformar.

- **F6:** trabalha o desapego de ideais e dogmas. Indicada para pessoas que precisam abrir a sua mente para novos conceitos e precisam se desapegar de crenças e paradigmas antigos.

- **F7:** desenvolve a liberdade espiritual. Indicada para pessoas que precisam se conectar com a sua verdade interna para se reconectarem com a sua verdade espiritual, independentemente de crenças ou religiões.

HIBISCO
(Hibiscus rosa-sinensis)

SEXUALIDADE

Equilibra problemas ligados à sexualidade.

- **F1:** trabalha os problemas ligados à sexualidade física. Indicada para pessoas com dificuldade em manter relações sexuais, problemas de ordem física relacionados a esse tema, etc.

- **F2:** auxilia a despertar a sexualidade plena e equilibrada. Indicada para pessoas com dificuldade em manter sua sexualidade satisfatória e equilibrada.

- **F3:** trabalha o narcisismo. A sexualidade voltada para si mesma. Indicada para pessoas que colocam o prazer do outro em segundo plano, procurando apenas o seu prazer pessoal.

- **F4:** desperta a sexualidade com amor. Indicada para aqueles que precisam aprender a ideia de entrega por meio do sexo.

- **F5:** auxilia a equilibrar a verbalização da sexualidade. Indicada para pessoas que sentem dificuldade de falar sobre sexualidade e para aqueles que se excedem.

- **F6:** auxilia o ato de se permitir vivenciar seus desejos por meio das fantasias, sonhos, imaginação, etc. Indicada para pessoas que desejam desenvolver estas possibilidades e se encontram bloqueadas.

- **F7:** trabalha a individualização por intermédio do encontro das polaridades internas. Indicada para pessoas que querem atingir sua plenitude.

FLOR DE CACTOS
(Cactaceae)

PROTEÇÃO E SOLIDÃO

Trabalha a questão da imposição dos limites para que a pessoa consiga se proteger sem chegar a se isolar.

- **F1:** trabalha a proteção, a vitalidade e o aumento da força interior. Indicada para aqueles que enfrentam sozinhos ataques psíquicos e espirituais.

- **F2:** trabalha o sentimento de solidão em relação aos parceiros sexuais. Autopreservação nos relacionamentos sexuais. Indicada para aqueles que precisam equilibrar a relação com o parceiro.

- **F3:** trabalha a proteção do Eu. A individualidade. Indicada para aqueles que não conseguem ficar sozinhos consigo mesmos. Precisam trabalhar esta relação.

- **F4:** traz a proteção emocional em casos de abandono, rejeição, solidão. Indicada para pessoas que passam por esses processos e precisam se recuperar.

- **F5:** traz a proteção por meio da comunicação. Indicada para pessoas que não têm com quem conversar, que falam sozinhas, etc.

- **F6:** faz a pessoa entender a necessidade da solidão, do retiro, para encontrar-se consigo mesma e desenvolver sua força interior. Indicada para pessoas que precisam desenvolver a autopreservação energética.

- **F7:** faz despertar a esperança, trazendo equilíbrio e bem-estar. Indicada para aqueles que precisam desenvolver a autopreservação espiritual.

AS ESSÊNCIAS DE FLORES, AS CORES E OS CHAKRAS

CHAKRA BÁSICO – VERMELHO: PROTEÇÃO

- Vitalidade através da Sempre-viva na tonalidade F1.
- Materialização e concretização através da Dália na tonalidade F1.
- Exteriorização de problemas materiais através do Cravo na tonalidade F1.
- Instinto sexual através da Rosa na tonalidade F1.
- Apego material através do Crisântemo na tonalidade F1.
- Problemas com a sexualidade física através do Hibisco na tonalidade F1.
- Ataques psíquicos e espirituais através do Cactos na tonalidade F1.

CHAKRA ESPLÊNICO – LARANJA: SEXUALIDADE

- Apatia sexual através da Sempre-viva na tonalidade F2.
- Abertura para o sexo através da Dália na tonalidade F2.
- Superação de problemas sexuais através do Cravo na tonalidade F2.
- Sexualidade nos relacionamentos através da Rosa na tonalidade F2.
- Desapego sexual através do Crisântemo na tonalidade F2.
- Equilíbrio sexual através do Hibisco na tonalidade F2.
- Sentimento de solidão em relação ao parceiro sexual através do Cactos na tonalidade F2.

CHAKRA GÁSTRICO – AMARELO: DESAPEGO

- Baixa autoestima gerada por esgotamento através da Sempre-viva na tonalidade F3.
- Foco em si mesmo através da Dália na tonalidade F3.
- Exteriorizar o ego ferido através do Cravo na tonalidade F3.
- Amor-próprio através da Rosa na tonalidade F3.
- Rigidez interna através do Crisântemo na tonalidade F3.
- Narcisismo através do Hibisco na tonalidade F3.
- Ficar consigo mesmo através do Cactos na tonalidade F3.

CHAKRA CARDÍACO – ROSA: EMOCIONAL

- Decepção com relacionamentos através da Sempre-viva na tonalidade F4.
- Idealização do amor através da Dália na tonalidade F4.
- Emoções e choro reprimido através do Cravo na tonalidade F4.
- Abrir-se para o amor através da Rosa na tonalidade F4.
- Desapego emocional através do Crisântemo na tonalidade F4.
- Sexualidade com amor através do Hibisco na tonalidade F4.
- Abandono, rejeição, solidão através do Cactos na tonalidade F4.

CHAKRA LARÍNGEO – AZUL: EXPRESSÃO

- Cansaço mental e falta de comunicação através da Sempre-viva na tonalidade F5.
- Verbalizar conflitos internos através da Dália na tonalidade F5.
- Exteriorizar pensamentos através do Cravo na tonalidade F5.
- Verbalização dos sentimentos através da Rosa na tonalidade F5.
- Desapego de conceitos e ideias através do Crisântemo na tonalidade F5.
- Verbalização da sexualidade através do Hibisco na tonalidade F5.
- Proteção pela comunicação através do Cactos na tonalidade F5.

CHAKRA FRONTAL – ÍNDIGO: CONCRETIZAÇÃO MENTAL

- Negativismo mental através da Sempre-viva na tonalidade F6.
- Ampliar a intuição através da Dália na tonalidade F6.
- Exteriorização das ideias através do Cravo na tonalidade F6.
- Sublimação dos ideais pelo amor através da Rosa na tonalidade F6.
- Desapego de ideias através do Crisântemo na tonalidade F6.
- Vivência dos desejos pela imaginação através do Hibisco na tonalidade F6.
- Autopreservação energética através do Cactos na tonalidade F6.

CHAKRA CORONÁRIO – BRANCO: DEPRESSÃO

- Falta de fé e vontade suicida através da Sempre-viva na tonalidade F7.
- Ampliação de consciência através da Dália na tonalidade F7.
- Comunicações mediúnicas através do Cravo na tonalidade F7.
- Compaixão através da Rosa na tonalidade F7.
- Liberdade espiritual através do Crisântemo na tonalidade F7.
- Individualização pelo encontro dos opostos internos através do Hibisco na tonalidade F7.
- Autopreservação e equilíbrio espiritual através do Cactos na tonalidade F7.

AS ESSÊNCIAS DAS FLORES E OS FATORES DOS ORIXÁS

SEMPRE-VIVA

- **F1**: irradia a vibração do Orixá Xangô. Trabalha com os fatores equilibrador, graduador, abrasador, calorificador, entre outros, trazendo energia para combater o esgotamento.

- **F2**: irradia a vibração da Orixá Oroiná. Trabalha com os fatores afogueador, aquecedor, escandescedor, entre outros, ativando e aumentando a libido.

- **F3:** irradia a vibração da Orixá Iansã. Trabalha com os fatores revolvedor, movimentador, impelidor, entre outros, mobilizando a autoestima.

- **F4:** irradia a vibração do Orixá Oxumaré. Trabalha com os fatores dissolvedor, renovador, refazedor, entre outros, desenvolvendo a vontade de amar.

- **F5:** irradia a vibração do Orixá Oxóssi. Trabalha com os fatores canalizador, direcionador, habilitador, entre outros, incentivando a expressão por meio da fala.

- **F6:** irradia a vibração da Orixá Nanã. Trabalha com os fatores decantador, transmutador, entre outros, depurando e incentivando os pensamentos.

- **F7:** irradia a vibração do Orixá Oxalá. Trabalha com os fatores edificador, repositor, solidificador, entre outros, fortalecendo a fé.

DÁLIA

- **F1:** irradia a vibração do Orixá Ogum. Trabalha com os fatores capacitador, potencializador, fortalecedor, entre outros, trazendo condições de realização.

- **F2:** irradia a vibração da Orixá Iansã. Trabalha com os fatores agitador, arrebatador, fulminador, entre outros, abrindo a cabeça para o sexo.

- **F3:** irradia a vibração da Orixá Iansã. Trabalha com os fatores aplicador, girador, ligador, entre outros, direcionando o pensamento para si mesmo.

- **F4** irradia a vibração da Orixá Oxum. Trabalha com os fatores reduzidor, sensibilizador, contraidor, entre outros, trazendo consciência desse amor idealizado.

- **F5:** irradia a vibração do Orixá Ogum. Trabalha com os fatores abridor, desobstruidor, encaminhador, entre outros, auxiliando a verbalização dos pensamentos.

- **F6:** irradia a vibração da Orixá Nanã. Trabalha com os fatores decantador, encharcador, transmutador, entre outros, ampliando a intuição.

- **F7:** irradia a vibração da Orixá Iemanjá. Trabalha com os fatores alastrador, gerador, fluidificador, entre outros, ampliando a consciência.

CRAVO

- **F1:** irradia a vibração do Orixá Xangô. Trabalha com os fatores purificador, moderador, graduador, entre outros, expressando os problemas materiais. E do Orixá Exu, com os fatores: vigorizador, escachador, desmanchador.

- **F2:** irradia a vibração da Orixá Iansã. Trabalha com os fatores removedor, revolvedor, efervescedor, dissipador, entre outros, da sexualidade.

- **F3:** irradia a vibração do Orixá Obaluaê. Trabalha com os fatores elaborador, drenador, flexibilizador, entre outros, das emoções que ferem o ego.

- **F4:** irradia a vibração do Orixá Oxumaré. Trabalha com os fatores abolidor, diluidor, dissolvedor, entre outros, de mágoas, tristezas, etc.

- **F5:** irradia a vibração do Orixá Oxumaré. Trabalha com os fatores refazedor, ondeador, irizador, entre outros, trabalhando os pensamentos.

- **F6:** irradia a vibração do Orixá Omolu. Trabalha com os fatores absorvedor, adormecedor, filtrador, entre outros, nos sonhos, ideias, delírios, etc.

- **F7:** irradia a vibração do Orixá Omolu. Trabalha com os fatores abrumador, estabilizador, neutralizador, entre outros, na comunicação mediúnica.

ROSA

- **F1:** irradia a vibração da Orixá Obá. Trabalha com os fatores condensador, intensificador, enraizador, entre outros, trazendo a energia para o básico. E da Orixá Pombagira, com os fatores apaixonador, estimulador, excitador, entre outros, ativando o poder sexual.

- **F2:** irradia a vibração da Orixá Iansã. Trabalha com os fatores arrebatador, eletrizador, fulminador, entre outros, trazendo o prazer sexual.

- **F3:** irradia a vibração da Orixá Oxum. Trabalha com os fatores embelezador, encantador, harmonizador, entre outros, ativando a autoestima.

- **F4:** irradia a vibração da Orixá Oxum. Trabalha com os fatores aproximador, atador, entrelaçador, entre outros, trazendo a aproximação e o amor.

- **F5:** irradia a vibração do Orixá Oxóssi. Trabalha com os fatores habilitador, canalizador, direcionador, entre outros, possibilitando a verbalização dos sentimentos.

- **F6:** irradia a vibração da Orixá Nanã. Trabalha com os fatores decantador, evoluidor, açudador, entre outros, auxiliando a sublimação dos sentimentos.

- **F7:** irradia a vibração da Orixá Iemanjá. Trabalha com os fatores fluidificador, emanador, gerador, entre outros, despertando a compaixão.

CRISÂNTEMO

- **F1:** irradia a vibração da Orixá Obá. Trabalha com os fatores condensador, fixador, racionalizador, entre outros, auxiliando no desapego material.

- **F2:** irradia a vibração da Orixá Iansã. Trabalha com os fatores mobilizador, revolvedor, acelerador, entre outros, propiciando o desapego sexual.

- **F3:** irradia a vibração da Orixá Iansã. Trabalha com os fatores agitador, circulador, efervescedor, entre outros, diminuindo a rigidez interna.

- **F4:** irradia a vibração da Orixá Oxum. Trabalha com os fatores adequador, ajustador, aperfeiçoador, entre outros, favorecendo o desapego emocional.

- **F5:** irradia a vibração do Orixá Oxóssi. Trabalha com os fatores apontador, canalizador, afinador, entre outros, como direcionadores para novas ideias e pensamentos.

- **F6:** irradia a vibração da Orixá Nanã. Trabalha com os fatores decantador, encharcador, anegador, entre outros, desapegando e desmanchando dogmas.

- **F7:** irradia a vibração do Orixá Obaluaê. Trabalha com os fatores transmutador, flexibilizador, evoluidor, entre outros, possibilitando a libertação espiritual.

HIBISCO

- **F1:** irradia a vibração da Orixá Oroiná. Trabalha com os fatores afogueador, aquecedor, incendedor, entre outros, ativando a sexualidade.

- **F2:** irradia a vibração da Orixá Iansã. Trabalha com os fatores aplicador, arrebatador, revolvedor, entre outros, alimentando o desejo.

- **F3:** irradia a vibração da Orixá Iansã. Trabalha com os fatores removedor, movimentador, rareador, entre outros, enfraquecendo o narcisismo.

- **F4** irradia a vibração do Orixá Oxumaré. Trabalha com os fatores irizador, ondulador, renovador, entre outros, trazendo o amor para o sexo.

- **F5:** irradia a vibração do Orixá Oxóssi. Trabalha com os fatores canalizador, direcionador, habilitador, entre outros, favorecendo a verbalização da sexualidade.

- **F6:** irradia a vibração do Orixá Obaluaê. Trabalha com os fatores evoluidor, alterador, flexibilizador, entre outros, permitindo-se vivenciar os desejos.

- **F7:** irradia a vibração da Orixá Logunan. Trabalha com os fatores conduzidor, temporalizador, revertedor, entre outros, trabalhando as polaridades internas.

CACTOS

- **F1:** irradia a vibração do Orixá Ogum. Trabalha com os fatores avigorador, dominador, controlador, entre outros, fortalecendo a proteção.

- **F2:** irradia a vibração da Orixá Oroiná. Trabalha com os fatores consumidor, fusionador, apurador, entre outros, trazendo controle e proteção na sexualidade.

- **F3:** irradia a vibração da Orixá Iansã. Trabalha com os fatores removedor, espalhador, movimentador, entre outros, trazendo proteção para o Eu.

- **F4:** irradia a vibração da Orixá Oxum. Trabalha com os fatores estreitador, florescedor, lacrador, entre outros, trazendo proteção emocional.

- **F5:** irradia a vibração do Orixá Oxóssi. Trabalha com os fatores habilitador, direcionador, canalizador, entre outros, facilitando a proteção pela comunicação.

- **F6:** irradia a vibração da Orixá Nanã. Trabalha com os fatores açudador, encharcador, decantador, entre outros, possibilitando a autopreservação.

- **F7:** irradia a vibração do Orixá Oxalá. Trabalha com os fatores cristalizador, construidor, delineador, entre outros, trazendo a autopreservação espiritual.

INDICAÇÃO E POSOLOGIA

O terapeuta deverá, por meio da avaliação da queixa do paciente, relacionar essas queixas com um dos sete aspectos principais já apresentados. Tais sintomas já estão relacionados com o chakra específico. A partir da tonalidade da essência da flor que deverá ser tomada (para cada sintoma principal), teremos sete subdivisões relacionadas com cada chakra específico.

Tomemos, por exemplo, um paciente que acabou de romper um relacionamento e está abandonando seus projetos de vida, desistiu de uma viagem já marcada, chora bastante, tem insônia, etc. O terapeuta poderia relacionar estas queixas com os aspectos principais: depressão, emocional e desapego. Dentro destas categorias, poderia sugerir: Rosa F3, para fortalecer o amor-próprio; Sempre-viva F4, para decepções em relacionamentos; e Crisântemo F4, para desapego emocional, entre outros.

O floral também poderá ser escolhido a partir de outros métodos, como: método da sincronicidade, critério do terapeuta, dos fatores dos Orixás, etc.

POSOLOGIA

Tomar sete gotas três vezes ao dia ou de acordo com a orientação do terapeuta.

7

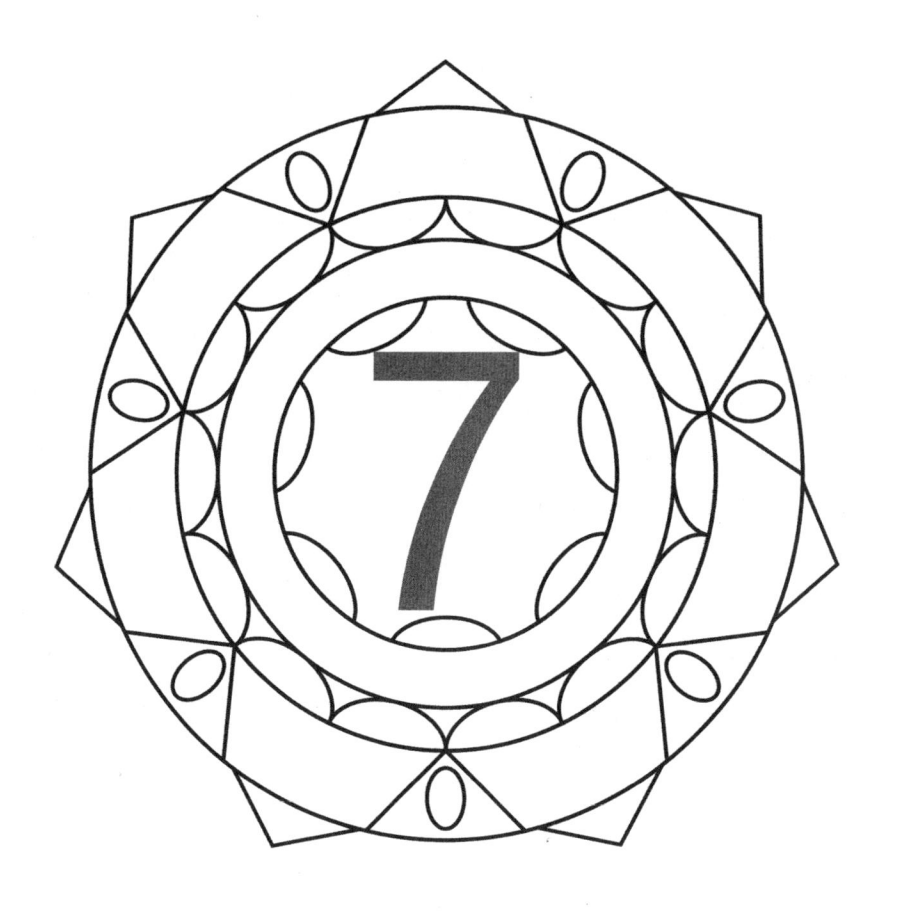

ESSÊNCIAS VIBRACIONAIS DAS SETE IRRADIAÇÕES DIVINAS

AS SETE IRRADIAÇÕES DIVINAS NA NATUREZA

Neste estágio do nosso trabalho, fazendo analogia com a sucessão ecológica, estamos com o ecossistema totalmente recuperado em todos os níveis. Isso favorece a aproximação de altas entidades do plano espiritual e, na sucessão terapêutica, estas manifestações serão representadas pelas essências das sete irradiações divinas na Natureza.

Já falamos anteriormente sobre vibrações e como a ciência apresenta esses fluxos de energia em nosso planeta. Falamos também como o Ser Humano absorve essas energias, distinguindo suas diferentes faixas de atuação e suas frequências através dos chakras. Quando nos referimos à vibração divina, estamos nos referindo a um fluxo de ondas emitido pelo Criador que é sustentado na Natureza por divindades que nela atuam em cada uma das frequências em que nos encontramos. Segundo Rubens Saraceni,

> *(...) nosso planeta vibra no que denominamos setenário vibratório, onde cada uma (das vibrações divinas) flui em uma faixa infinita, alcançando tudo e todos, criando um espectro vibracional magnífico, dentro do qual fluem tantas outras ondas de modelos diferentes (comprimentos), sem que uma não toque em nenhuma outra, ainda que estejam atuando em tudo o que Deus criou.* (SARACENI, 2006)

Possuímos em nós sete padrões magnéticos, energéticos, vibratórios, que nos fazem entrar em sintonia com as sete irradiações divinas, tornando-nos irradiadores da sua essência, elemento e energia. Assim como um raio de sol que traz em si as sete cores do arco-íris, as correntes eletromagnéticas às quais pertencemos trazem também em si as sete irradiações divinas. São elas:

1. Irradiação da Fé associada à energia cristalina.
2. Irradiação do Amor associada à energia mineral.
3. Irradiação do Conhecimento associada à energia vegetal.
4. Irradiação da Justiça associada ao elemento fogo.
5. Irradiação da Lei associada ao elemento Ar.
6. Irradiação da Evolução associada aos elementos Terra e Água.
7. Irradiação da Geração associada ao elemento Água.

Cada irradiação divina está associada a um par de Orixás, sendo 14 Orixás assentados à direita. Representando o contraponto da energia assentada à esquerda, teremos mais um par de Orixás, totalizando 16. Então, para cada irradiação Divina temos associados os seguintes Orixás assentados à direita:

1. IRRADIAÇÃO DA FÉ: OXALÁ E LOGUNAN

- **Oxalá:** tem como principal atribuição não deixar um só ser sem o amparo religioso dos mistérios da fé. Muitas vezes o ser humano não consegue absorver suas irradiações, principalmente quando está com a mente voltada para o materialismo, afastando-se da espiritualidade.

- **Logunan:** regente cósmica absorvente de todos aqueles que atentam contra os princípios divinos que sustentam a religiosidade na vida dos seres.

Esta irradiação traz a fé, a esperança, a crença nos amparadores divinos; permite que os seres desenvolvam sua religiosidade, acreditem que estão amparados pela força divina, pelo Criador.

2. IRRADIAÇÃO DO AMOR: OXUMARÉ E OXUM

- **Oxumaré:** representante da renovação contínua em todos os polos e em todos os sentidos da vida de um ser. Rege a sexualidade, a concepção e as sete irradiações divinas como um renovador do amor.

- **Oxum:** irradiadora do amor divino e da concepção da vida em todos os sentidos. Estimula a união matrimonial e favorece a conquista da riqueza espiritual e a abundância divina.

    Esta irradiação estimula o amor, a união, a fraternidade, trabalhando na energia da concepção e dos relacionamentos.

3. IRRADIAÇÃO DO CONHECIMENTO: OXÓSSI E OBÁ

- **Oxóssi:** irradiador, estimulador e dissipador do conhecimento superior, do raciocínio astuto. Rege o reino vegetal, as matas e todas as formas de vida que nela existem: as caças, as folhas, as flores silvestres, etc.

- **Obá:** aquieta e densifica o racional dos seres. Desenvolve o raciocínio e a capacidade de assimilação mental do conhecimento. Atrai e paralisa o ser que está se desvirtuando porque assimilou de uma forma viciada os conhecimentos puros.

    Esta irradiação trabalha o campo mental e cuida da forma como o ser humano absorve e se utiliza das informações e do conhecimento.

4. IRRADIAÇÃO DA JUSTIÇA: XANGÔ E OROINÁ

- **Xangô:** tem como seu campo de atuação a razão, despertando nos seres o senso de equilíbrio e justiça. Traz consciência e desperta os indivíduos para os reais valores da vida.

- **Oroiná:** aplicadora da Justiça Divina na vida das pessoas racionalmente desequilibradas. Ela as purifica de excessos emocionais trabalhando os desequilibrados, desvirtuados e viciados.

    Esta irradiação vai trazer a aplicação da Justiça Divina como condução dos seres para o equilíbrio, para a tomada de consciência, por meio do bom senso e da razão.

5. IRRADIAÇÃO DA LEI: OGUM E IANSÃ

- **Ogum:** aplicador da Lei, da Ordem e dos Procedimentos. Trabalha com rigidez e firmeza, sempre vigilante e pronto para atuar quando necessário. Ele ordena a evolução dos seres, não permitindo que alguém tome a direção errada.

- **Iansã:** seu campo de atuação é o emocional dos seres, esgotando seus excessos e direcionando-os para seu caminho de evolução. Esgota o campo mental, emocional e energético retirando todo o negativismo, vícios e desvios.

Esta irradiação traz a aplicação da Lei redirecionando os seres para seu caminho evolutivo, limpando o mental e o emocional de excessos e vícios de comportamento.

6. IRRADIAÇÃO DA EVOLUÇÃO: OBALUAÊ E NANÃ

- **Obaluaê:** atua no campo de evolução, nas passagens de um plano para outro, de uma dimensão para outra, da vida para a morte. Trabalha na cura, não só física como espiritual dos seres.

- **Nanã:** atua na maturidade emocional, decantando as negatividades e vícios até que a pessoa volte para seu equilíbrio. Atua na memória e no esquecimento, preparando os seres para a passagem para outras dimensões.

Esta irradiação prepara e auxilia os seres para fazerem as passagens, tanto para encarnarem em outra vida como para desencarnarem nesta. Atuam no processo evolutivo, trazendo maturidade emocional e mental.

7. IRRADIAÇÃO DA GERAÇÃO: OMOLU E IEMANJÁ

- **Omolu:** trabalha na passagem da vida para a morte, encaminhando e conduzindo cada um ao seu devido lugar após o desencarne. Atua na paralização e desligamento das forças que atentam contra a vida.

- **Iemanjá:** rege a geração e simboliza a maternidade, o amparo materno, a grande mãe.

Esta irradiação trabalha a geração da vida, protegendo, amparando e guardando seus mistérios divinos.

ORIXÁS ASSENTADOS À ESQUERDA EM TODAS AS SETE IRRADIAÇÕES DIVINAS

- **Exu:** cria um vazio relativo ao redor de tudo o que existe, mantendo e preservando a individualidade de cada coisa criada. Atua protegendo e sustentando os seres. Exu rege os instintos, regulando as energias primitivas com o crivo da razão. Movimenta energia, altera magnetismo, irradia padrões energéticos próprios de seus mistérios. É vitalizador e transformador.

- **Pombagira:** guardiã dos Mistérios da Matriz Geradora dos Interiores, lida com os problemas íntimos (de toda ordem) das pessoas. Com seu fator interiorizador, pode pôr para fora tudo o que estiver no interior de algo ou de alguém. Com o fator estimulador, desencadeia o ânimo e a confiança das pessoas em si mesmas. Divindade rainha e guardiã, atua para que os seres descubram dentro de si o verdadeiro significado do amor.

AS ESSÊNCIAS DAS SETE IRRADIAÇÕES DIVINAS

Apresentamos aqui as 16 essências (14 essências da direita e duas essências da esquerda) das sete irradiações divinas na Natureza. Estas essências foram preparadas nos pontos de força de cada um dos polos energéticos representados pelos Orixás atuantes na Natureza e, para cada tipo de vibração, foram designados os aspectos terapêuticos relacionados a serem trabalhados:

1. ESSÊNCIA VIBRACIONAL EXU

Trabalha na irradiação do polo masculino da vitalidade, trazendo proteção e segurança para quem a toma. Limpa e protege das cargas negativas recebidas nos ambientes ou de outras pessoas. Indicada para pessoas que estão carregadas, precisando proteger sua sensibilidade. Também para os que querem a vitalidade e a energia sexual.

2. ESSÊNCIA VIBRACIONAL POMBAGIRA

Trabalha na irradiação do polo feminino da vitalidade, ativando a sexualidade, a atração, o desejo. Trabalha o íntimo das pessoas, limpando sentimentos que não nos fazem bem, trazendo autoestima, poder pessoal e desejo. Indicada para pessoas que estão precisando ativar seu poder pessoal, sua força de atração, sua libido, sua sexualidade, etc.

3. ESSÊNCIA VIBRACIONAL OXALÁ

Trabalha na irradiação do polo masculino da fé, trazendo as vibrações estimuladoras da religiosidade, da fé, da esperança, da tolerância, da humildade, etc. Indicada para pessoas que se encontram sem esperança, precisando ativar a sua fé. Estimula a resignação, a paciência para aqueles que precisam se acalmar e equilibrar.

4. ESSÊNCIA VIBRACIONAL LOGUNAN

Trabalha na irradiação do polo feminino da fé, trazendo consciência e evolução. Ela auxilia a abrandar nosso lado negativo, quando estamos emocionalmente desequilibrados; aquele impulso sanguinário, raivoso, cruel, trazendo paz e serenidade Indicada para pessoas que se encontram na via negativa, querendo vingança, com pensamentos negativos, destruidores e precisam abrandar estas emoções.

5. ESSÊNCIA VIBRACIONAL OXUM

Trabalha na irradiação do polo feminino do amor. Estimula os sentimentos de amor, união, concepção, conquista da prosperidade. Indicada para pessoas que precisam despertar o amor, abrir seu coração para esse sentimento, bem como com problemas no relacionamento e mulheres que querem ser mães. Ela auxilia a pessoa a se abrir para receber abundância e fartura do Universo.

6. ESSÊNCIA VIBRACIONAL OXUMARÉ

Trabalha na irradiação do polo masculino do amor, exaltando a renovação e a concepção do novo. Indicada para pessoas que precisam se abrir para o novo, deixando entrar novas oportunidades, ideias, pessoas, renovação em suas vidas, e precisam conseguir se desligar do passado para deixar essa energia fluir.

7. ESSÊNCIA VIBRACIONAL OXÓSSI

Trabalha na irradiação do polo masculino do conhecimento. Incentiva a busca pelo conhecimento, sua propagação e utilização de uma forma ordenada. Indicada para pessoas que buscam o aprendizado, trabalhando também a criatividade, inventividade, versatilidade, curiosidade, etc. Pessoas que estão precisando de foco e direcionamento.

8. ESSÊNCIA VIBRACIONAL OBÁ

Trabalha na irradiação do polo feminino do conhecimento, fixando e desenvolvendo as informações adquiridas. Indicada para pessoas que precisam trabalhar o raciocínio, a memória, a absorção e o entendimento das informações e possuem dificuldade.

9. ESSÊNCIA VIBRACIONAL XANGÔ

Trabalha na irradiação do polo masculino da justiça. Desenvolve o senso de equilíbrio, valores e justiça. Indicado para pessoas que buscam o equilíbrio, a reflexão, a justiça. Trabalha a moralidade, imparcialidade, moderação e a purificação. Pessoas que estão desequilibradas, revoltadas, sentindo-se injustiçadas, etc.

10. ESSÊNCIA VIBRACIONAL OROINÁ

Trabalha na irradiação do polo feminino da justiça, atuando principalmente no campo mental das pessoas. Traz a racionalidade equilibrada, purificando os excessos emocionais e os desvios do caminho. Indicada para pessoas desequilibradas que procuram o vício, as manias, fugas de todas as espécies, desvirtuadas e precisam de auxílio para voltarem ao equilíbrio.

11. ESSÊNCIA VIBRACIONAL OGUM

Trabalha na irradiação do polo masculino da lei. Estimula a ordem, rigidez, rigor, retidão, caráter. Indicada para pessoas que precisam se ordenar para abrir seus caminhos. Equilibra a força, a agressividade, a combatividade, a tenacidade, etc. Ajuda a pessoa a combater os problemas que aparecem na sua vida com força, determinação e coragem para vencê-los.

12. ESSÊNCIA VIBRACIONAL IANSÃ

Trabalha na irradiação do polo feminino da lei, direcionando e ordenando pensamentos, sentimentos e atitudes. Indicada para pessoas que se encontram perdidas ou que precisam trabalhar a lealdade, a retidão de caráter, a rigidez, a ordem, etc. Para aqueles que precisam de orientação para direcionar sua vida, suas atitudes, etc.

13. ESSÊNCIA VIBRACIONAL OBALUAÊ

Trabalha na irradiação do polo masculino da evolução. Auxilia a pessoa a mudar de um estado para outro. Mudanças, evolução, ampliação de consciência, transmutação. Indicada para pessoas que precisam despertar a consciência. Pessoas que estão passando de um estágio para outro, reavaliando ideias e comportamentos, mudando paradigmas e valores e precisam força e coragem para isso.

14. ESSÊNCIA VIBRACIONAL NANÃ

Trabalha na irradiação do polo feminino da evolução equilibrando e decantando o emocional. Auxilia no amadurecimento emocional, preparando as pessoas para uma condição mais equilibrada, mais racional, até a tomada de consciência.

Indicada para pessoas com o emocional fragilizado, que se desequilibram emocionalmente com facilidade, melindradas, muito sensíveis e que precisam amadurecer.

15. ESSÊNCIA VIBRACIONAL OMOLU

Trabalha na irradiação do polo masculino da geração. Auxilia nas passagens entre o plano material e espiritual, conduzindo cada um ao seu devido lugar. Paralisa e desliga as forças que atentam contra a vida. Indicada para pessoas que pensam em suicídio, estão depressivas, com pensamentos negativos e destruidores sobre si mesmas. Pessoas que estão com doenças terminais e necessitam de amparo para enfrentá-las.

16. ESSÊNCIA VIBRACIONAL IEMANJÁ

Trabalha na irradiação do polo feminino da Geração. Estimula a vontade de criar, de gerar, a maternidade, a preservação. Indicada para pessoas que precisam estimular a maternidade, a criatividade, trazendo o amparo, a fartura, a estabilidade. Traz o verdadeiro colo de mãe onde nos sentimos acolhidos, amparados e seguros.

AS ESSÊNCIAS DAS SETE IRRADIAÇÕES DIVINAS, AS CORES E OS CHAKRAS

O trabalho com as sete irradiações divinas foi baseado na tradição afro-brasileira codificada na Umbanda e sua relação com as cores é diferente da relação das cores com os chakras descrita na tradição oriental. Assim, colocamos aqui as cores de atuação específica do Orixá na Umbanda, que nem sempre estarão de acordo com a cor da vibração específica do respectivo chakra de atuação.

CHAKRA BÁSICO

- **Essência Vibracional de Exu:** atua no chakra básico na proteção, sobrevivência, segurança. Preto e Vermelho.

- **Essência Vibracional de Pombagira:** atua no chakra básico na sexualidade, magnetismo, atração. Vermelho.

- **Essência Vibracional de Iemanjá:** atua no chakra básico a energia da geração, da criatividade, maternidade. Azul-turquesa.

- **Essência Vibracional de Omolu:** atua no chakra básico o desligamento e paralização da vitalidade. Preto e Roxo.

CHAKRA ESPLÊNICO

- **Essência Vibracional de Obaluaê:** atua no chakra esplênico na evolução, nas passagens, nos ciclos de vida e morte. Na ligação e no desligamento do cordão de prata. Violeta.

- **Essência Vibracional de Nanã:** atua no chakra esplênico na decantação e no adormecimento do corpo emocional e mental para níveis mais densos. Lilás.

CHAKRA GÁSTRICO

- **Essência Vibracional de Xangô:** atua no chakra gástrico no equilíbrio, na individualidade e na sensatez. Vermelho.

- **Essência Vibracional de Oroiná:** atua no chakra gástrico na irradiação e absorção de energia. Laranja.

CHAKRA CARDÍACO

- **Essência Vibracional de Oxum:** atua no chakra cardíaco no amor, fraternidade, relacionamento. Rosa.

- **Essência Vibracional de Oxumaré:** atua no chakra cardíaco na renovação, no amor e na concepção. Dourado.

CHAKRA LARÍNGEO

- **Essência Vibracional de Ogum:** atua no chakra laríngeo na lei, ordenação e comando. Azul.

- **Essência Vibracional de Iansã:** atua no chakra laríngeo no direcionamento, aconselhamento e ordenação. Amarelo.

CHAKRA FRONTAL

- **Essência Vibracional de Oxóssi:** atua no chakra frontal no conhecimento e razão. Verde.

- **Essência Vibracional de Obá:** atua no chakra frontal na fixação das ideias e concentração. Magenta.

CHAKRA CORONÁRIO

- **Essência Vibracional de Oxalá:** atua no chakra coronário na fé e na religiosidade. Branco.

- **Essência Vibracional de Logunan:** atua no chakra coronário na conscientização e evolução. Azul-profundo.

AS ESSÊNCIAS VIBRACIONAIS DAS SETE IRRADIAÇÕES DIVINAS E OS FATORES DOS ORIXÁS

- **Essência Vibracional de Exu:** trabalha a vitalidade e a proteção através dos fatores: bloqueador, invertedor, vigorizador, entre outros.

- **Essência Vibracional de Pombagira:** trabalha a sexualidade e as emoções através dos fatores: sedutor, sensualizador, excitador, entre outros.

- **Essência Vibracional de Iemanjá:** trabalha a geração e a criatividade através dos fatores: gerador, aguador, ancorador, entre outros.

- **Essência Vibracional de Omolu:** trabalha o desencarne e a morte através dos fatores: esgotador, encovador, ceifador, entre outros.

- **Essência Vibracional de Obaluaê:** trabalha a evolução e as passagens através dos fatores: alterador, elaborador, transmutador, entre outros.

- **Essência Vibracional de Nanã:** trabalha a maturidade e a decantação dos seres através dos fatores: decantador, evoluidor, aquietador, entre outros.

- **Essência Vibracional de Xangô:** trabalha o equilíbrio e a equidade através dos fatores: equilibrador, moderador, purificador, entre outros.

- **Essência Vibracional de Oroiná:** trabalha a purificação e absorção do mental desequilibrado através dos fatores: incandescedor, fundidor, consumidor, entre outros.

- **Essência Vibracional de Oxum:** trabalha o amor e a abundância através dos fatores: aproximador, encantador, sensibilizador, entre outros.

- **Essência Vibracional de Oxumaré:** trabalha a renovação e a sexualidade através dos fatores: dissolvedor, refazedor, irizador, entre outros.

- **Essência Vibracional de Ogum:** trabalha a aplicação e a manutenção da Lei através dos fatores: capacitador, controlador, amarrador, entre outros.

- **Essência Vibracional de Iansã:** trabalha com o esgotamento e o direcionamento do emocional através dos fatores: apertador, aplicador, mobilizador, entre outros.

- **Essência Vibracional de Oxóssi:** trabalha como estimulador e irradiador do conhecimento através dos fatores: habilitador, canalizador, afinador, entre outros.

- **Essência Vibracional de Obá:** trabalha o esgotamento e aquietação do campo mental através dos fatores: condensador, fixador, racionalizador, entre outros.

- **Essência Vibracional de Oxalá:** trabalha a religiosidade e a fé através dos fatores: estruturador, sublimador, reunidor, entre outros.

- **Essência Vibracional de Logunan:** trabalha a ordenação e a espiritualização através dos fatores: voltador, conduzidor, virador, entre outros.

INDICAÇÃO E POSOLOGIA

As Essências Vibracionais das Sete Irradiações Divinas, por terem sido produzidas com a energia dos Orixás atuantes em cada ponto da natureza, devem ser tomadas por pessoas que buscam o amparo e a energia destes Orixás em seu tratamento, com respeito e amor. Elas poderão ser indicadas pelo método da sincronicidade, pelo efeito de cada essência, pelos chakras e também pela irradiação do Orixá.

A escolha do Orixá a ser tomado poderá ser feita de várias maneiras e podemos tomar as essências de acordo com o tema da irradiação divina que estivermos querendo resolver ou estimular em nossas vidas neste momento.

Para auxiliar nesta escolha, também sugerimos que a pessoa tenha em mãos o mapa astrológico para que possa identificar o signo em que está o Sol, a Lua e o Meio do Céu (cúspide da casa 10). Com estas informações poderemos indicar os Orixás representantes das três irradiações divinas atuantes à nossa direita: a irradiação do polo masculino da vibração, a irradiação do polo feminino da vibração e a irradiação ancestral, atuantes na pessoa nesta encarnação.

Para sabermos as irradiações da esquerda, deveremos observar em que signo estão o planeta Mercúrio e a Lílith (Lua Negra). O planeta Mercúrio é o representante do Orixá Exu, pois na Mitologia Grega o Deus Mercúrio era o mensageiro entre os deuses do Olimpo e os homens na Terra, muito semelhante ao Orixá Exu, indicando em que irradiação divina está trabalhando sua esquerda. A Lilith representa o débito cometido na vida passada contra a Lei Divina que ainda não foi equilibrado. Está associada ao polo feminino da irradiação na esquerda, que é representado pela Orixá Pombagira.

TABELA DA INDICAÇÃO DOS ORIXÁS DA DIREITA

	Sol	Lua	M.C.	Mercúrio	Lilith
Áries	Ogum	Iansã	Ogum/Iansã	Ogum	Iansã
Touro	Oxóssi	Oxum	Oxóssi/Oxum	Oxóssi	Oxum
Gêmeos	Oxóssi	Obá	Oxóssi/Obá	Oxóssi	Obá
Câncer	Omolu	Iemanjá	Iemanjá/Omolu	Omolu	Iemanjá
Leão	Oxalá	Logunan	Oxalá/Logunan	Oxalá	Logunan
Virgem	Oxóssi	Obá	Oxóssi/Obá	Oxóssi	Obá
Libra	Oxóssi	Oxum	Oxum/Oxóssi	Oxóssi	Oxum
Escorpião	Oxumaré	Nanã	Oxumaré/Nanã	Oxumaré	Nanã
Sagitário	Xangô	Oroiná	Xangô/Oroiná	Xangô	Oroiná
Capricórnio	Obaluaê	Nanã	Obaluaê/Nanã	Obaluaê	Nanã
Aquário	Oxalá	Iansã	Oxalá/Iansã	Oxalá	Iansã
Peixes	Omolu	Iemanjá	Omolu/Iemanjá	Omolu	Iemanjá

Sol: Irradiação do polo masculino da vibração
Lua: Irradiação do polo feminino da vibração
Meio do céu: Irradiação ancestral

A relação entre os Orixás, os signos, planetas e localização no céu, sugerida nesta tabela foi estabelecida pelos autores com base em seus estudos de Astrologia e conhecimento dos arquétipos dos Orixás.

POSOLOGIA

Tomar sete gotas três vezes ao dia ou de acordo com a indicação do terapeuta.

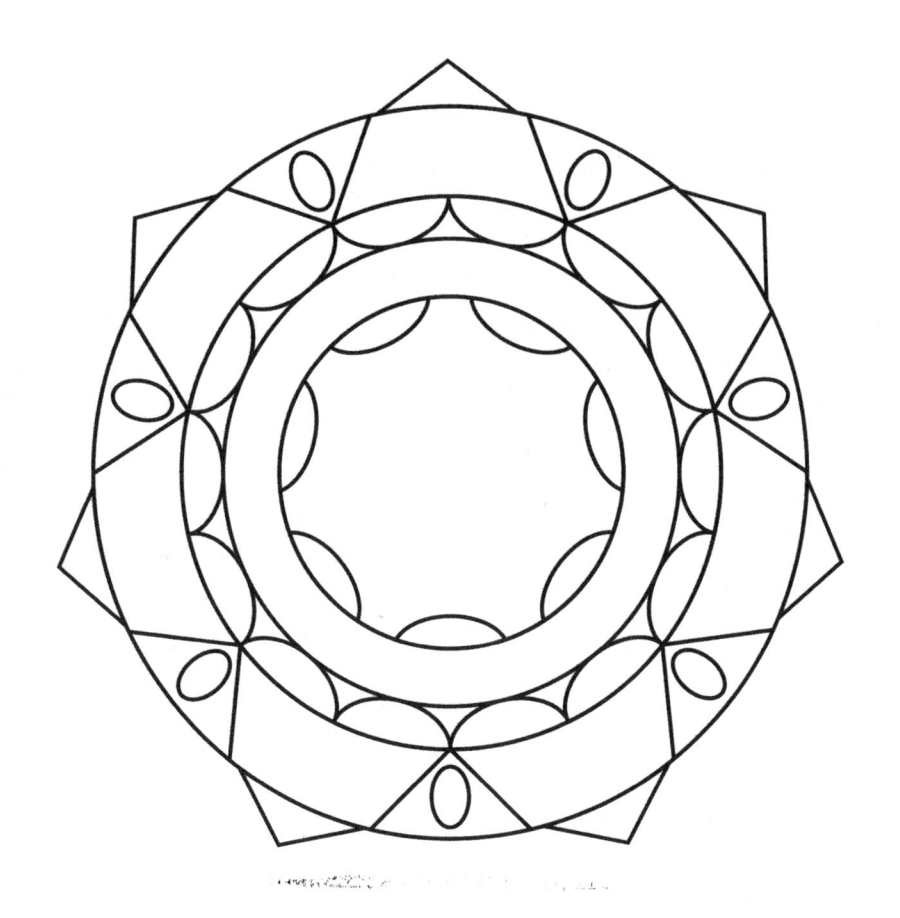

BIBLIOGRAFIA

AGRIPPA, H. C. *Três Livros de Filosofia Oculta*. São Paulo: Madras Editora, 2008.

ALEIXO, Joel. *Essências Florais Brasileiras*. São Paulo, 1995.

AMABIS, J. M.; MARTHO, G. R. *Biologia*. São Paulo: Ed. Moderna, 2010.

ANDRADE, M. S.; SIMÕES, M. I. *Dicionário de Mitologia Greco-Romana*. São Paulo: Abril Cultural, 1973.

ARNTZ W., CHASSE B., VICENT M. *Quem Somos Nós?* Rio de Janeiro: Prestígio, 2007.

AVERYGARRAN, Thomas. *Fitoterapia com Ervas Ocidentais de Acordo com os Princípios da Medicina Tradicional Chinesa*. São Paulo: Ed. Pensamento, 2013.

BACH, Edward. *A Terapia Floral: Escritos Selecionados de Edward Bach. Sua Filosofia, Pesquisas, Remédios, Vida e Obra*. São Paulo: Ground, 2012.

_____. *Os Remédios Florais do Dr. Bach*. São Paulo: Pensamento, 1995.

BEAR, J.; BELLUCCO, W. *Florais de Bach e Homeopatia: Uso Sinérgico de Dois Sistemas Vibracionais de Cura*. São Paulo: Pensamento, 2006.

BÉJOTTES, L. *Le livre Sacré d'Hermès Trismégistre et ses Trente-six Herbes Magiques*. Paris: Editions des Trois Mondes, 1974.

BRENNAN, B. A. *Mãos de Luz*. 11ª Ed. São Paulo: Pensamento, 1994.

_____. *Luz Emergente*. 3ª Ed. São Paulo: Cultrix/Pensamento, 1997.

BRÜNING, Jaime. *A Saúde Brota da Natureza*. 24ª ed. São Paulo: Expoente, 2006.

CARONIA, Anthony. *Afro-Cuba: Misterio y Magia en la Espiritualidad Afro Cubana*. Zürich: Benteli Verlags AG, 2010.

CHOPRA, Deepak. *A Cura Quântica*. 36ª ed. São Paulo: Best Seller, 2002.

CUMINO, Alexandre. *Deus, Deuses, Divindades e Anjos*. São Paulo: Madras Editora, 2008.

DE ROLA, S. K. *Alquimia*. Madrid: Edições Del Prado, 1996.

DIGEST READER'S. *Alimentos Saudáveis, Alimentos Perigosos*. 1ª reimpressão da 1ª Ed. Rio de Janeiro: Reader's Digest, 1998.

DUNCAN, Antônio. *O Caminho das Pedras*. Rio de Janeiro: Ed. Nova Era, 2005.

EMOTO, Massaru. *A Vida Secreta da Água*. São Paulo: Cultrix, 2006.

_____. *As Mensagens da Água*. ISIS: 2004.

_____. *O Milagre da água*. São Paulo: Cultrix, 2008.

_____. *O Verdadeiro Poder da Água*. São Paulo: Cultrix, 2007.

GERBER, Richard. *Medicina Vibracional*. 5ª Ed. São Paulo: Cultrix, 1997.

GERBER, Richard. *Um guia prático de Medicina Vibracional*. 2ª Ed. São Paulo: Cultrix, 2002.

GOSWAMI, Amit. *O Ativista Quântico*. 1ª Ed. São Paulo: Aleph, 2010.

GOSWAMI, Amit. *O Médico Quântico*. 4ª Ed. São Paulo: Cultrix, 2009.

GOSWAMI, Amit. *O Universo Autoconsciente*. 2ª Ed. São Paulo: Aleph, 2008.

GUYTON&HALL. *Tratado de Fisiologia Médica*. 9ª Ed. Rio de Janeiro: Guanabara Koogan, 1997.

HALL, Judy. *A Bíblia dos Cristais*. São Paulo: Ed. Pensamento-Cultrix Ltda., 2008.

HALL, Judy. *A Bíblia dos Cristais*. Vol. 2. São Paulo: Ed. Pensamento-Cultrix Ltda., 2011.

HOWARD, Judy. *Os Remédios Florais do Dr. Bach Passo a Passo*. São Paulo: Pensamento, 1995.

KUHNE, Louis. *Cura pela Água (A Nova Ciência de Curar)*. São Paulo: Hemus, 1996. 7ª ed., 1ª reimpressão.

LIMA, Carlinhos. *Umbanda Astrológica*. São Paulo: Ed. Anúbis, 2014.

LISANTY, Angélica. *Elixir de Cristais*. São Paulo: Ed. Madras, 2006.

LISANTY, Angélica. *Essências Cristalinas*. São Paulo: Ed. Prosperitá, 2014.

LORENZI, H.; MATOS, F. J. A. *Plantas Medicinais no Brasil*. São Paulo: Ed. Instituto Plantarum, 2002.

PANIZZA, Sylvio. *Plantas que Curam*. São Paulo: Ed. IBRASA, 1997.

PARACELSO. *As Plantas Mágicas*. São Paulo: Ed. Hemus, 1976.

PICHARD, Marie Noëlle. *Florais de Bach*. Malásia: Ed. Lafonte Ltda., 2012.

RAPHAELL, Katrina. *A Cura pelos Cristais*. São Paulo: Ed. Pensamento Ltda., 1987.

RAVEN, Peter H. *Biologia Vegetal*. Rio de Janeiro: Ed. Guanabara Koogan, 2001.

SANTOS, M. C. N. G. *Tratado de Medicina Floral*. São Paulo: Madras Editora, 2010.

SARACENI, Rubens. *A Magia Divina das Sete Ervas Sagradas*. São Paulo: Madras Editora, 2010.

_____. *Código de Umbanda*. São Paulo: Madras Editora, 2006.

_____. *Tratado Geral de Umbanda*. São Paulo: Madras Editora, 2005.

_____. *Orixá Exu*. São Paulo: Madras Editora, 2008.

_____. *Orixá Pombagira*. São Paulo: Madras Editora, 2008.

SHARP M, DOHME. *Manual Merck de Informação Médica*. 1ª Ed. São Paulo: Ed. Manole, 2002.

SOUZENELLE, Annick. *Le Symbolisme du corps humain: De l'arbre de vie au schema corporel*. ST-Jean de Braye: Éditions Dangles, 1984

STARK, Karl; MEIER, Werner. *Prevenções e Cura com Pedras*. Rio de Janeiro: Ed. Robafim Ltda., 1998.

STEINER, Rudolf. Seres Elementares e Seres Espirituais. São Paulo: Antroposófica, 2002.

SULLIVAN, Kevin. *A magia dos Cristais*. Rio de Janeiro: Ed. Objetiva Ltda. 1987.

VERGER, Pierre Fatumbi. *Orixás: Deuses Iorubás na África e no Novo Mundo*. 5ª ed. Salvador: Corrupio, 1997.

Laboratório DEUSELUZ

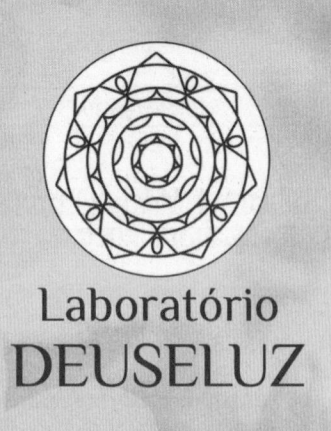

A NATUREZA EM SUA ESSÊNCIA

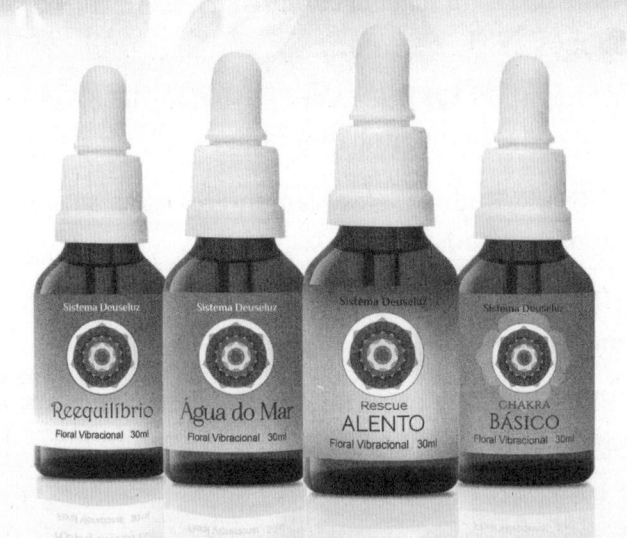

O Laboratório Deuseluz é uma empresa responsável com o meio ambiente. Nossos produtos são fabricados com insumos 100% naturais, de produção própria. A natureza transformada em essência, para mudar a sua vida.

Conheça nossas famílias de produtos em
www.deuseluzflorais.com